CHIRURGIE

Chronique d'une mort programmée

Bernard KRON

CHIRURGIE

Chronique d'une mort programmée

Serons-nous soignés demain ?

L'Harmattan

5-7, rue de l'Ecole-Polytechnique, 75005 Paris

http://www.harmattan.fr
diffusion.harmattan@wanadoo.fr
harmattan1@wanadoo.fr

ISBN : 978-2-343-06012-5
EAN : 9782343060125

Remerciements

À mes parents qui m'ont encouragé et permis de faire médecine au prix de nombreuses privations.

À mes maîtres de chirurgie qui m'ont transmis leur savoir pour assurer cette difficile carrière.

À ma femme qui ne s'est jamais lassée d'entendre mes diatribes souvent acerbes sur l'évolution de notre système de santé. Elle est dans la vie comme elle le fût en salle d'opération ma meilleure compagne et mon plus grand soutien.

À mes enfants qui ont parfois subi mon impatience, avec une mention pour Édouard dont le talent a été mis à contribution pour réaliser la couverture de ce livre.

À mon plus jeune frère, pour ses précieux conseils en communication.

À mes proches et à mes amis qui ont accepté d'être relecteurs et critiques de cet ouvrage.

À mes compagnons de chirurgie, à mon fils chirurgien et aux fondateurs de notre association de défense et de promotion de la médecine et de la chirurgie françaises.

Avant-propos

« L'avenir, ce n'est pas ce qui va arriver, mais c'est ce que nous allons en faire »

Henri Bergson.

« Pourquoi la médecine ? »

Dans ma prime jeunesse, la médecine était encore bien peu efficace malgré de réelles avancées comme la découverte du facteur Rhésus, ce qui permit d'améliorer la compatibilité lors des transfusions sanguines.

Le développement des vaccins et l'apport des antibiotiques permettaient d'espérer pouvoir vaincre un jour les maladies infectieuses.

La chirurgie balbutiait alors son âge d'or avec les progrès de la réanimation, la chirurgie à cœur ouvert fut vite suivie par les premières greffes d'organes.

Je me souviens parfaitement avoir choisi la voie de la médecine pour aider et protéger ma famille, mais aussi pour la connaissance et le respect qui étaient alors portés au corps médical lequel me fascinait.

Après la formation de « médecin interniste » que donnait l'Externat des hôpitaux, j'ai vite été attiré par la chirurgie. Pour l'enfant timide que j'étais, ce fut une révélation et un épanouissement.

Durant toute ma vie, mon métier a été, comme pour la plupart de mes collègues, le centre de mes préoccupations. Si l'exercice de la médecine nécessite des sacrifices, que dire alors de la chirurgie qui met totalement entre parenthèses pour un temps toute vie personnelle ou familiale si l'on veut réussir. Malgré tout, cela semble passer si vite…

Voir ses enfants grandir, partager les repas du soir, les loisirs du week-end et les vacances deviennent autant de difficultés à assumer. Ce qui est si important pour une femme, un enfant, devient alors fugace face à la lourdeur des obligations professionnelles qui finissent par nous rendre aveugles et sourds.

En 2015 la médecine n'est plus le sacerdoce du siècle passé, même si les soignants sont toujours aussi dévoués. La connotation religieuse de l'époque de nos grands-parents a fait place à la technique.

Depuis le développement des greffes d'organes et la *« French Revolution »* de la cœlio-chirurgie, les progrès s'accélèrent grâce à la robotique et aux nanotechnologies, mais de lourdes menaces pèsent sur l'avenir de notre système de santé.

Les référentiels, la traçabilité, les RTT ne laissent plus assez de temps aux soignants pour être auprès du patient. De même, droits et devoirs des acteurs de santé, mais aussi des patients doivent évoluer vers un nouvel équilibre.

La qualité des soins mériterait d'être récompensée en fonction du service rendu et non des normes technocratiques.

À l'hôpital public, le rôle de l'administration ne devrait-il pas s'effacer devant celui du soignant ?

La récompense de ce dernier doit dépendre de la qualité du service rendu et non des capacités de financement d'une Sécurité sociale moribonde qui nous mène vers une médecine à deux vitesses.

La France recule dans de nombreux domaines comme la recherche, les investissements, la compétitivité, malgré l'excellence de nombre de ses citoyens.

Il serait bon de libérer les forces vives de la Nation au lieu de les brider par des normes et d'absurdes principes de précaution souvent tellement exagérés qu'ils en deviennent risibles.

Praticiens et chirurgiens n'ont pourtant jamais été aussi performants avec une progression médicale exponentielle.

« La mort d'un vieillard c'est une bibliothèque qui brûle »
Proverbe africain

Les paroles s'envolent, mais les écrits perdurent… tant qu'on ne les brûle pas. Heureusement, les livres et les bibliothèques n'ont pas tous été détruits depuis le premier autodafé médical du sac d'Alexandrie, ce qui nous a permis de retracer l'épopée de la médecine antique jusqu'à nos jours.

Il y eut les « trente glorieuses », hélas suivies par les « trente piteuses » et voici venu le temps des « calamiteuses ». Alors comment sauvegarder la qualité de notre système de soins sans être taxé de révolutionnaire ou de réactionnaire ?

Sans cette (r)évolution, il est à craindre que les difficultés d'accès aux soins seront la seule réponse à ces questions. Il existe pourtant une voie pour sauver le système de soins et la récompense de la qualité. C'est la voie libérale. Ce livre en est l'avocat. Rendez-vous dans vingt ans pour confirmer ou infirmer cet humble diagnostic.

J'ai divisé cet essai en trois parties.

La première partie évoque la médecine du passé et son évolution jusqu'à la période moderne. Son histoire est jalonnée de repères qui peuvent éclairer l'avenir incertain de notre système de soins.

Nos dirigeants devraient tenir compte des erreurs et des excès des civilisations premières et de notre passé pour résoudre les problèmes contemporains.

La deuxième partie décrit la mutation du monde hospitalier public et privé. Les élus et les politiques pèsent de plus en plus lourdement sur son évolution. Profitant des crises économiques et des alternances, les politiciens se sont emparés de tous les leviers. Obnubilés par leurs dogmes et leurs partis-pris, ils risquent de nous mener vers l'abîme.

Je poncturerai les différents chapitres de repères en situant les grands évènements qui ont marqué ces périodes.

La troisième partie évoque l'avenir.

La médecine de demain est pleine de promesses, mais seules des réformes courageuses permettraient de surmonter ses défis. Les évolutions techniques sont rapides, la formation des chirurgiens longue et difficile, autant de chalenges pour les acteurs de santé que pour leurs financements.

« L'expérience est une lanterne accrochée dans le dos qui n'éclaire que le chemin parcouru ! »

Confucius.

À travers ce passé j'espère faire mentir cette maxime confucéenne en tentant d'influencer les fous qui pilotent depuis plus de vingt ans, dans l'inconscience, notre système de santé, au point de l'avoir mené dans le mur.

Puissent nos élites y réfléchir …si tant est qu'ils me liront.

Bernard Kron

PREMIÈRE PARTIE

De la médecine à la chirurgie

CHAPITRE I

De la préhistoire à nos jours

Nous sommes l'aboutissement ultime de quelque cent mille générations. Il y a plus de six millions d'années que nos ancêtres sont descendus de l'arbre pour gagner la savane. Le cerveau se développe pour faire face à toutes ces nouvelles tâches, la fonction crée l'organe !

L'homme peut alors chasser, car la course sur deux jambes lui devient possible avec le développement adapté des muscles fessiers. La station debout permet le développement de l'opposition du pouce qui donnera l'habileté manuelle au si bien nommé « Homo Habilis ».

C'est ainsi qu'un jour apparaît le mot chirurgie qui nous vient du grec *« Kheirourgia »* et qui signifie travail de la main. Les premiers médecins étaient vénérés, chamanes, demi-dieux, moines ou prêtres, ce qui explique les nombreux symboles qui entourent les fondements de la médecine.

Les connaissances antiques seront transférées à Alexandrie, avec des milliers d'écrits qui seront regroupés dans la fameuse bibliothèque. Le sort de la bibliothèque d'Alexandrie mérite qu'on s'y attarde. En 47 avant Jésus-Christ, la guerre civile fait rage entre Pompée et Jules César. Ce dernier ordonne d'allumer un incendie dans le port pour détruire la flotte égyptienne et les arsenaux.

Malheureusement, la faiblesse des pompiers de cette époque et la nature des bâtiments font que le feu s'étend à certains entrepôts et se propage jusqu'à la bibliothèque, alors riche de plus de sept cent mille volumes dont une bonne partie vont partir… en fumée.

En 272 la campagne de l'empereur Aurélien contre Zénobie serait la cause de dégâts majeurs à cette bibliothèque. En 391, l'empereur chrétien Théodose fait ensuite brûler, à l'instigation du patriarche Théophile, de nombreux manuscrits jugés non conformes à la foi chrétienne.

En 642, ce sont les Arabes qui s'emparent d'Alexandrie et ce qui reste de la grande bibliothèque est livré aux flammes par l'ordre du calife Omar. Cet ultime incendie emportera dans l'oubli pendant près de huit siècles les connaissances de la Grèce antique.

La bible et le caducée

Ce caducée nous vient de l'Ancien Testament. L'Éternel dit à Moïse « *Fais-toi un serpent de feu et place-le sur une perche, quiconque aura été mordu et le regardera, conservera la vie* ». Moïse fit un serpent d'airain, le plaça sur une perche et la bible nous dit que quiconque avait été mordu par un serpent et regardait le serpent d'airain, conservait la vie.

Il est amusant de constater que dans la transmission hindouiste, le yoga nous enseigne l'existence de deux forces qui s'entremêlent autour de la colonne vertébrale, tel le double serpent du caducée.

Médecine et chirurgie de nos ancêtres

La trépanation était une pratique connue dès la préhistoire. Il est étonnant de constater que les tables osseuses des crânes trépanés retrouvés, présentent un taux de cicatrisation de l'ordre de 90 %, prouvant ainsi qu'elle ne pouvait avoir été pratiquée post mortem. Était-elle à visée thérapeutique ou chamanique ? Le mystère reste entier.

Les Amérindiens semblaient posséder dès les premiers temps des connaissances avancées. Les paléo-péruviens connaissaient l'hygiène, le traitement des fractures et l'herboristerie, mais cela ne les protègera pas des Conquistadors et des maladies qu'ils leurs transmettront semble-t-il parfois volontairement. Ces derniers ne s'intéresseront que bien peu à la médecine amérindienne, trop occupés par leur soif d'or, et il faudra des siècles avant que ne soient reconnues l'âme et la grande civilisation sud-américaine.

Dans la haute antiquité, la médecine puise ses sources dans le divin. Nous en trouvons exemple en Chine avec un certain Hua Tao (110–207), célèbre médecin de l'époque des Han postérieurs, à qui l'on attribue la découverte de la narcose et de la chirurgie abdominale.

Au Tibet, Bhaishajyaguru, Maître guérisseur ou Bouddha de médecine est une émanation de Sakyamuni, spécialisée dans les guérisons matérielles et spirituelles et la protection contre les maladies.

En Inde, l'Ayurveda est une forme de médecine traditionnelle qui puise ses sources dans les textes sacrés. On retrouve des écrits certifiant que la chirurgie de la cataracte pour abaisser le cristallin opaque se pratiquait déjà… mais on en sait peu sur les résultats obtenus. Une fraise manuelle datant de 9000 ans prouve que la chirurgie dentaire faisait ses balbutiements.

Des archéologues ont retrouvé des tablettes sumériennes en Iraq, décrivant les connaissances médicales de la période du pré mésopotamien.

Les Byzantins qui avaient fait perdurer les connaissances des anciens possédaient des hôpitaux. Leur médecine s'est ensuite largement développée avec Paul d'Égine au VIIe siècle.

Le début du second millénaire marquera l'apogée des connaissances orientales, en Perse.

Dans l'Égypte ancienne, l'anatomie s'était affirmée et développée grâce à l'embaumement et l'on y pratiquait déjà la circoncision. Les temples consacraient une partie de leurs édifices sous forme d'hôpitaux pour accueillir et soigner les voyageurs.

En Grèce, la médecine va s'épanouir sous Homère avec Asclépios, fils d'Apollon, puis Pythagore, Gallien et Hippocrate qui nous laissera son serment en héritage. L'anatomie se développera largement avec Hérophile à Alexandrie (IIIe siècle avant Jésus-Christ).

À Rome, existait la « maison du chirurgien ». La césarienne était déjà pratiquée, mais seulement après le décès d'une femme gravide, pour que l'enfant ne soit pas enterré avec sa mère.

Les connaissances étaient donc déjà fort développées dans nombre de domaines médicaux et chirurgicaux avant le Moyen-Âge, mais l'Occident les laissera dans l'ombre pendant plusieurs siècles.

Quant aux conceptions religieuses étriquées du Moyen-Âge en Europe, elles feront traverser à la médecine une longue période d'obscurantisme.

Le Christianisme ne considérait pas la médecine comme une profession convenable, la maladie étant perçue comme une punition envoyée par le Tout-puissant. Ce dogme établissait que seul le repentir peut amener à la guérison, la pénitence et le pèlerinage étant les seules thérapeutiques.

Toutefois, de nombreux ordres monastiques, en particulier les bénédictins, considéraient les soins aux malades comme une œuvre de miséricorde.

La médecine médiévale

Au IVe siècle apparaît pour la première fois en Occident la notion de *« Nosokomein »* (du grec nosokomeion*)*, l'endroit où l'on soigne les maladies.

À cette époque, il n'y avait nul réseau organisé de médecine. Les textes médicaux classiques, par exemple ceux de Galien, étaient largement fondés sur le principe d'autorité plutôt que sur une confirmation expérimentale.

Lorsque l'influence du christianisme s'affirme, des tensions apparaissent entre l'Église et la médecine populaire, cette dernière reposant en partie sur l'occultisme ou le mysticisme, puisant ses dogmes à des sources incompatibles avec la foi chrétienne.

Les premiers « Hôtel-Dieu » accueilleront au VIIe siècle les pèlerins à l'ombre des cathédrales. Ce seront hélas de redoutables lieux de propagation des épidémies au cœur même des villes.

Une médecine médiévale européenne s'est ensuite développée au cours de la Renaissance durant le XIIe siècle, lorsque de nombreux textes médicaux en arabe provenant de la médecine grecque et de la médecine arabo-musulmane ont été traduits. Parmi ces textes, le plus influent fut certainement le Canon de la médecine d'Avicenne, une encyclopédie médicale écrite vers 1030. C'est une synthèse entre la médecine grecque, celle de l'Inde ancienne et la pratique des médecins musulmans. Ce texte deviendra la base de l'enseignement de la médecine en Europe jusqu'à l'époque moderne.

D'autres textes médicaux d'importance ont été traduits à la même époque. On peut retenir le *Corpus hippocratique* attribué à Hippocrate, le *de Gradibus* d'Al-Kindi, un philosophe musulman (801), le *Liber Pantegni* d'Haly Abbas, médecin et psychologue persan et Isaac Israeli ben Salomon, lui-même médecin et philosophe juif égyptien. *L'Al-Tarsif* d'Abulcasis ; celui-ci fut le grand maître de la chirurgie hispano-arabe à la même époque qu'Avicenne au moment de la rivalité grandissante entre Bagdad et Cordoue, ainsi que les écrits du Grec Claude Galien, l'un des pères de la pharmacie moderne, sont les plus remarquables.

En 1215, le pape Innocent III profite du quatrième concile pour interdire la pratique de l'apprentissage chirurgical. Les dissections deviennent alors un crime religieux. Il faudra ainsi attendre le retour des dernières croisades pour retrouver peu à peu les connaissances helléniques transmises par l'Orient.

C'est durant le XIIIe siècle que le Duc d'Anjou va autoriser les barbiers chirurgiens du sud de la France à disposer une fois par an d'un corps de supplicié pour le disséquer et ainsi apprendre et enseigner l'anatomie. Mais il faudra plusieurs siècles pour quitter l'empirisme des médecins officiels de l'époque et s'affranchir du religieux pour revenir à un méthodisme scientifique comme l'Antiquité en avait connu. Si les guerres entre les Francs et les Arabes ainsi que la montée des intolérances religieuses entraîneront hélas une dispersion des connaissances, elles reprendront cours plus tard en Italie avec la connaissance picturale des Maîtres que furent Raphaël et Léonard de Vinci.

L'âge d'or judéo-arabe

Al-Andalous est le terme qui désigne l'ensemble des terres de la péninsule Ibérique et de la Septimanie sous domination musulmane au Moyen Âge (711-1492). L'Andalousie actuelle n'en constituait qu'une petite partie.

Avec la conquête et la colonisation du pays par les Maures, Al-Andalous devint un foyer de haute culture au sein de l'Europe médiévale, attirant un grand nombre de savants et ouvrant ainsi une période d'épanouissement des connaissances.

En 1085, tout le royaume de Tolède est annexé. Près de la moitié du territoire espagnol est redevenu chrétien. L'Andalousie musulmane perd son indépendance à la fin du XIe siècle avec la conquête berbère, qui donne un coup d'arrêt à l'avancée chrétienne. C'est la fin de l'âge d'or culturel, les Almoravides, Sahariens austères et rigides, favorisant l'extrémisme religieux. Les médecins, mais aussi les poètes et les philosophes, partent ou sont obligés de se convertir, certains étant déportés d'autorité au Maroc.

Sur le plan médical, deux grandes figures, l'une Perse, l'autre Juive marquent cette période : Avicenne et Maimonide (1135-1204). Ce dernier reprendra les préceptes de la Grèce ancienne avec les *Aphorismes d'Hippocrate*. Moïse Maïmonide quant à lui devient le Pilier universel de la connaissance, pour l'ensemble de l'Humanité. « Prince des Médecins », il témoigne du haut degré des connaissances d'El Andalous. Exilé en Palestine puis au Caire, il y finira sa carrière de médecin et de philosophe. Il sera le médecin personnel de Saladin qui dirigea l'Égypte dès 1169, et soignera même le futur roi d'Angleterre Richard Cœur de Lion.

De l'influence du judaïsme et de l'Asie centrale

Les contacts avec l'Orient et les croisades auraient certainement permis de revenir au niveau des connaissances antiques si les Croisés n'avaient pas montré la même intolérance que les musulmans. Cela retardera d'autant les espoirs de progrès scientifiques en occident, alors qu'ils se développeront pour encore quelque temps dans les pays arabes. La « Reconquista » en Espagne par les chrétiens et la conquête du Moyen-Orient par les Mongols en 1258 sonneront le glas de cette période faste.

Les Mongols se taillent aussi un immense empire en Europe et en Asie. Leur médecine traditionnelle s'inspire en grande partie d'Hippocrate, Dioscoride, et Galien. Ils pensent, comme les talmudistes, que le cœur et non le foie est le siège principal du sang. Ils pressentent la circulation sanguine, et décrivent 360 artères qu'ils distinguent des veines pour la première fois de par leur pulsatilité.

Tous les historiens de la médecine s'accordent pour reconnaître aux juifs un rôle essentiel de transmission du savoir aux Arabes. Les connaissances médicales sur l'hygiène décrites dans le Talmud en sont la preuve irréfutable. La médecine juive est à l'origine des hautes écoles de Tibérias, Sura, Pumbeditha et Nisibe qui servirent de modèle aux écoles arabes de Dondisabour et de Bagdad.

Le plus célèbre praticien fut certainement Asaph le juif de Tibériade au VIe siècle dont certains traités écrits en hébreux existent encore de nos jours.

Deux universités vont directement bénéficier de l'apport de la médecine juive. Ce sont l'université de Salerne qui semble avoir été la seule en Europe où la médecine s'enseignait sur des bases arabes et juives et celle de Montpellier qui bénéficiait déjà d'un renom médical établi dès le XIe siècle.

En 1180, devant l'afflux de médecins et d'étudiants étrangers, Guilhem VIII, seigneur de Montpellier, décide que la faculté sera ouverte à tous, sans distinction de confession ou d'origine.

Une première vague d'élèves attentifs se compose de juifs exilés d'Espagne ou de France venus de Lunel ou de Salerne. Mathieu Salomon fut « l'honneur et la gloire de Montpellier ».

Plus tard, de nombreux médecins talmudistes comme la famille Saporta, formeront une pépinière officiant en Languedoc à Narbonne, Béziers ou Lunel, et en Provence dans la ville d'Avignon.

Au vu de la renommée retrouvée dans de nombreux textes internationaux au sujet de ces deux grandes universités, on peut imaginer quel a été l'apport majeur de cette médecine sur la culture médicale occidentale : ils ont permis de compiler les fondements de la médecine arabe, la redécouverte de la médecine grecque antique et l'apport de la médecine juive.

Les premières femmes en médecine

Si le Bouddhisme nous a laissé des traces de l'existence de déesses de la médecine, il faudra attendre le XIe siècle une fois encore avec l'école de Salerne pour qu'apparaissent les femmes en médecine. Dame Trotula y enseignait les balbutiements de la gynéco-obstétrique, alors que sous le règne de Louis XI, Dame Hersent sera la chirurgienne personnelle du roi.

Il faudra ensuite attendre le milieu du XIXe siècle pour retrouver des femmes pratiquant la médecine avec cette fois-ci la possibilité qui leur fut accordée d'accéder à l'Internat. Pour la petite histoire, retenons quand même qu'en 2014 en France, elles représentent soixante-dix pour cent des étudiants en faculté de médecine et presque quarante pour cent des internes de… chirurgie.

L'Académie royale de Chirurgie

Jusqu'au XIIIe siècle, la profession de chirurgien n'était pas clairement différenciée de celle de barbier.

Ces deux professions étaient considérées comme des métiers manuels nécessitant peu d'instruction, et appris le plus souvent en assistant un proche. Les médecins, au contraire, étaient considérés comme instruits, possédant une culture livresque après des études en école de médecine.

Jean Pitard, premier chirurgien de Saint Louis en créant la confrérie de Saint Côme et de Saint-Damien, distingue les chirurgiens dits de robe longue en leur faisant passer un examen devant leurs pairs avant d'exercer, des chirurgiens dits de robe courte ou barbiers qui ne sont plus chargés que des interventions minimes. Il fonde alors le Collège de Chirurgie. À partir de cette période, les chirurgiens seront membres de la confrérie religieuse de Saint Côme, et donc obligés au célibat jusqu'à une décision pontificale qui mettra fin à cette obligation de célibat en 1452. La notion de « sacerdoce » (soin sacré) restera pourtant dans les esprits jusqu'à l'époque actuelle.

Si la renaissance redécouvre l'anatomie avec les peintres italiens comme Léonard de Vinci et les travaux de l'anatomiste André Vésale et du chirurgien naturaliste Gabriel Fallope, c'est Ambroise Paré, premier chirurgien du Roi en 1551 qui va tout au long de sa vie alterner entre chirurgie de guerre et pratique civile pour véritablement ébaucher les bases de la chirurgie moderne. Il sera le premier chirurgien de quatre rois, François Ier, François II, Charles III et Henri III. Parmi ses plus grandes innovations, il faut saluer l'utilisation de la ligature des vaisseaux au lieu de l'usage du cautère.

C'est enfin sous le règne de Louis XV que seront réellement reconnus les mérites de la chirurgie avec la fondation de l'Académie Royale de Chirurgie (1731).

Ainsi l'intégrisme religieux, l'obscurantisme et le fanatisme auront marqué d'une empreinte négative les découvertes remarquables de l'antiquité qui finiront pourtant par être transmises à l'Occident depuis l'Orient. Elles seront remises en cause par la Terreur avec la fermeture des facultés et la suppression de l'Académie Royale de Chirurgie.

L'Internat des hôpitaux

Le 4 Ventôse de l'an X, Napoléon Bonaparte crée le « concours Républicain » qui deviendra le concours de l'Internat en 1802. Cette filière va révolutionner notre médecine tandis que les guerres napoléoniennes apportent leur lot de connaissances en chirurgie de guerre sous l'impulsion du baron Larrey. Celui-ci crée les premières ambulances volantes et favorise une élite médicale qui permettra la réouverture progressive des facultés.

L'Académie de Chirurgie renaîtra en 1843 sous le nom de Société nationale de Chirurgie, alors que la découverte des « trois A » que sont l'Anesthésie, l'Antisepsie et l'Asepsie marquera l'essor d'une chirurgie d'espoir.

Écoles et facultés de médecine

Les premières écoles médicales sont celle de Salerne et l'école originelle chirurgicale française de l'Université de Montpellier en 1220. De cette université sera issu Guy de Chauliac, auteur en 1368 de la Chirurgia Magna, premier ouvrage spécialisé de France. Guy de Chauliac sera le chirurgien de trois Papes, Clément VI, Innocent VI et Urbain V.

C'est à la suite des guerres civiles qui ravagent l'Italie que les écoles de Salerne et Bologne vont émigrer vers Paris. Les études chirurgicales, qui s'étaient arrêtées depuis presque mille ans, reprennent en Italie et en France avec Ambroise Paré qui est nommé barbier chirurgien à la faculté de médecine de Paris. Les chirurgiens n'ont alors plus le droit d'exercer la médecine, mais l'éclipse va être de courte durée. C'est une ordonnance de Colbert en 1681 qui va créer un « corps de santé » avec, entre autres obligations, celle d'embarquer un chirurgien sur les navires de la Marine. La création des hôpitaux maritimes dans les ports de Rochefort, Toulon et Brest va en découler naturellement.

En 1686, Louis XIV, le Roi Soleil, souffrant d'une fistule anale, fait appel à son premier chirurgien royal Charles-François Félix. Après une intervention réussie, le Roi reconnaissant va redonner à la chirurgie civile et à la chirurgie militaire leurs lettres de noblesse.

Le 18 décembre 1731, c'est ensuite Louis XV qui inaugurera l'Académie Royale de Chirurgie à Paris, rétablissant l'égalité hiérarchique entre médecins et chirurgiens sous l'impulsion de son premier chirurgien Germain Pichaut de la Martinière. Ce dernier va doter plusieurs grandes villes françaises d'écoles de chirurgie et créer à Paris l'École pratique de chirurgie où les élèves peuvent s'exercer à disséquer sur des cadavres.

Si la Révolution va supprimer l'Académie Royale, les guerres de l'Empire vont nécessiter et très vite exiger la formation de nouveaux chirurgiens.

Deux écoles de santé ainsi que l'Internat sont alors créés pour former des officiers de santé qui doivent devenir rapidement opérationnels : en 1808, l'Ecole de Médecine de Paris devient faculté. Le Val-de-Grâce, hôpital militaire devient très vite école d'instruction et d'application du service de santé des armées ; il fut en ce temps-là le premier centre hospitalier universitaire militaire français.

Au XIXe siècle, l'Assistance publique inaugure l'école du Fer à Moulin où les prosecteurs sont chargés de la préparation d'une dissection en vue d'une démonstration. Ils enseigneront la médecine opératoire et l'anatomie, comme je l'avais fait. Cela continuera jusqu'à nos jours. Ces prosecteurs sont recrutés par concours parmi les meilleurs internes de chirurgie. La chirurgie s'apprend toujours grâce à l'anatomie, à la dissection et par le compagnonnage en salle d'opération.

Le XXe siècle

Il sera bouleversé par la Grande Guerre. Ce seront les centaines de milliers de blessés qui vont révolutionner certaines notions médicales qui deviendront obsolètes.

Les antennes chirurgicales sont créées pour une optimisation de la prise en charge et de l'évacuation par les ambulances. Les progrès de la chirurgie de guerre... explosent.

En 1935, la Société nationale de Chirurgie devient l'Académie de Chirurgie. C'est l'époque du Front populaire.

Il faudra pourtant attendre la fin de la Deuxième Guerre mondiale avec l'arrivée des alliés pour que la médecine française découvre les progrès de la réanimation et les antibiotiques. Le développement de la transfusion sanguine se fera grâce à la découverte du facteur Rhésus et des groupes sanguins en 1940 par Karl Landsteiner et son compatriote Alexander Wiener. Cela permettra d'améliorer la compatibilité des transfusions ; leur généralisation sauvant des millions de vies depuis la guerre mondiale jusqu'à nos jours.

Le pacte social de 1945

La France qui a retrouvé son rang parmi les Nations doit se redresser et se reconstruire. Sous l'autorité du Général de Gaulle, le gouvernement créé le pacte social, synthèse des idées du Conseil national de la Résistance et des idées communistes. Il institue la Sécurité sociale permettant une couverture maladie universelle. Celle-ci permet l'accès aux soins pour tous en indemnisant les arrêts de travail et le remboursement des soins. Ce sera l'âge d'or des « Trente Glorieuses ».

Les progrès chirurgicaux sont alors fulgurants avec la chirurgie cardiaque et les premières greffes d'organes. Certains grands services hospitaliers se veulent écoles de chirurgie, mais sans qu'il n'y ait encore de véritable organisation structurée.

Les écoles modernes

De nouvelles écoles de chirurgie ont revu le jour dans les années 90 dans quelques villes de facultés, à l'initiative de quelques promoteurs visionnaires : à Paris : l'école du « Fer à Moulin » et l'école Européenne ; en province : les centres Internationaux de Chirurgie Endoscopique de Strasbourg, Marseille, Nancy et Clermont-Ferrand.

Elles sont incontournables pour enseigner les nouvelles technologies. Nombre de chirurgiens, faute de structures adaptées à la chirurgie mini invasive, vont « s'auto former » dans le privé.

Il semble que l'histoire tende à se répéter avec les tutelles qui pèsent sur les médecins. En effet, les quotas et les référentiels imposés par ces tutelles avec l'accord des Collèges vont faire perdre le contrôle de l'art chirurgical comme ce fut le cas des chirurgiens barbiers au XVIIe siècle.

L'anatomie et la dissection sont passées au second plan. Le chirurgien ne peut plus pratiquer d'actes en dehors de sa spécialité exclusive. Le robot va-t-il le transformer à une échéance prochaine en un ingénieur de salle d'opération ?

L'expérience du praticien caractérise l'art du chirurgien, mais les techniques de sutures automatiques et la cœlio-chirurgie vont bouleverser la pratique et raccourcir ce temps d'apprentissage. Ces techniques se sont développées dans le privé et il est grand temps que de nouvelles écoles se développent pour les enseigner.

Il est affligeant de constater que le chirurgien généraliste qui pratique une chirurgie traditionnelle ouverte est de plus en plus souvent considéré avec une certaine condescendance. On pourrait même utiliser le terme de mépris comme cela était le cas pour le « Chirurgien Barbier » du Moyen-Âge.

Pourtant des omnipraticiens connaissant toutes les facettes de la spécialité sont indispensables. Certaines sociétés savantes l'ont compris, reconnu et admis.

Le renouveau de l'Académie de Chirurgie

En 1993 l'Académie de Chirurgie, grâce à la ténacité du Professeur Denys Pellerin, va retrouver son aura. Chef de service de chirurgie infantile de l'hôpital Necker, cet illustre praticien fut Président de l'Académie de Médecine et de l'Académie de chirurgie.

Deux cents ans après sa dissolution, cette dernière retrouve le couvent des Cordeliers, site de sa fondation, face à l'ancienne faculté de médecine de Paris, sous l'appellation d'Académie nationale de Chirurgie.

Il s'agit d'un lieu prestigieux d'échanges des connaissances de toutes les disciplines de cet art avec la participation des plus grands noms de la chirurgie mondiale. Le souhait de tout chirurgien est d'y être un jour élu.

Il ne faut pas pour autant baisser les bras devant toutes ces évolutions. Les chirurgiens et leurs compagnons ont les ressources pour rebondir. La création de nouvelles écoles de chirurgie est indispensable pour reprendre le flambeau, former au mieux les futurs internes aux technologies nouvelles et éviter que le titre de ce livre ne soit trop prémonitoire.

Non la chirurgie n'est pas encore morte.

CHAPITRE II

Un choix pour une vie

« Faire médecine » s'imposa à mon esprit après mon baccalauréat de maths-élém lors d'une conversation avec mon père.

Permis de conduire validé, je me souviens parfaitement qu'il était venu me chercher après l'oral pour partir en vacances. Le temps était splendide, je me sentais fier, mais surtout soulagé en pensant aux deux mois de vacances qui nous attendaient avec mes deux frères.

« C'est bien fiston, mais qu'est-ce que tu penses faire maintenant ? »
« Maths sup et ingénieur ? »
« Non j'en ai assez des études scolaires, je préfère plutôt travailler ! »
« Tu as tort, ce serait pour faire quel métier... ? « Pourquoi ne ferais-tu pas tes humanités ? »

Que la lumière soit et la lumière fut !

Bien que le terme désigne le fait d'étudier les langues mortes comme le latin et le grec, faire ses humanités en ce temps-là pour mon père était un terme prestigieux pour parler des études de médecine.

Mon père et ma mère étaient fiers que leur fils aîné puisse être un jour médecin. Ils avaient dépensé des fortunes pour la santé de la famille, car de par la profession de mon père, nous n'étions pas assujettis à la Sécurité sociale.

Les raisons de mon choix de la médecine en premier chef, puis de la chirurgie, sont multiples : d'une part pour avoir vu les difficultés de ma famille face à la maladie, j'ai voulu soigner les miens. Je sentais également que cette profession pouvait m'apporter une reconnaissance et un respect qui, psychologiquement et insidieusement, m'étaient devenus nécessaires avec les affres de l'après-guerre.

Les études, l'écriture, la connaissance ont permis, à travers les siècles à nombre de juifs de trouver une respectabilité malgré les vicissitudes ou tout simplement de survivre. Je ressentais aussi le besoin de redorer notre blason et de pouvoir offrir à mes enfants la vie agréable dont j'avais été privé malgré le dévouement sans faille de mes parents.

Les vacances furent agréables pour tous et après deux mois et demi, ce fut le retour aux choses sérieuses. Je demandais bien vite une bourse qui me permit d'acquérir un semblant d'indépendance financière.

La Fac

Les études de médecine étaient un monde encore à part à cette époque : pas de numérus clausus ni de concours sélectif, il suffisait de s'inscrire et de réussir l'année de propédeutique ou PCB (Physique-Chimie-Biologie) qui précédait la première année de médecine. Cela se passait à Jussieu dans l'ancienne Halle-aux-vins en face du Jardin des plantes et du muséum.

L'aventure commençait dans une inconnue totale, car je n'avais, fort heureusement, aucune idée de ce qui m'attendait, moi qui ne voulait plus user mes fonds de culotte à apprendre leçons et devoirs. Je partais au minimum pour six ans d'études, sans même savoir ce qu'était un concours. Or, ce sont justement ces concours hospitaliers bien difficiles qui permettaient aux meilleurs de sortir du lot après quelques années de plus. Je n'avais aucune idée non plus qu'il faudrait choisir une spécialité et encore moins que je pourrais devenir chirurgien.

La Halle-aux-vins où se déroulaient les cours était à l'autre bout de Paris, mais le métro était direct.

Les amphis avaient plus de cinq cents places, les travaux pratiques se faisaient au laboratoire en blouse blanche : un monde nouveau s'ouvrait à moi.

Le PCB m'a immédiatement passionné, car il n'y avait rien de scolaire dans les cours. Des notions de génétique, d'anatomie comparée, de biochimie et de physiologie laissaient entrevoir ce que la médecine allait m'offrir de passionnant. Je dévorais mes cours, et contrairement à de nombreux étudiants, je n'allais que très rarement au café ou au jardin des plantes pour mieux préparer mes examens.

Mes premières dissections se firent sur souris et poissons, ce qui ne me coupa pas bien longtemps l'appétit. L'année passa comme un éclair. L'examen, écrit et anonyme, se déroula sans difficulté sous la surveillance étroite des pions de l'époque.

Il fallut attendre un mois pour les résultats et les vacances se passèrent dans l'insouciance de ma jeunesse, avec tout de même un peu d'angoisse dans l'attente des résultats. Je n'imaginais pas une seule seconde que ce serait mes dernières grandes vacances avant longtemps !

Nous étions deux-mille cinq-cents à consulter l'affichage du verdict, après les affres des épreuves.

« Alors ? » me dit un étudiant que j'avais déjà croisé une ou deux fois et qui s'appelait Jean Cady. Il était second, mais je n'avais toujours pas vu mon nom. Me voyant sans doute un peu blême, il semblait sourire de ma déconfiture apparente.

« Regarde plus haut. »
Bernard KRON, 16,5 / Mention TB
« Mon vieux, tu es major de la promotion sur deux mille cinq cents ! Tu peux être fier ! » !

Les noms de Normand et Cady me suivaient, mais je ne savais pas encore qu'ils deviendraient des amis, m'accompagnant pendant toute ma médecine et longtemps après encore. Inutile de dire l'émotion qui m'a submergé et la fierté que j'avais hâte à ce moment-là de partager avec mes parents, superflu également de préciser l'accueil enthousiaste qu'ils m'ont réservé quand je suis revenu leur annoncer ce succès.

Je commençais par acheter mon « *Rouvière* », la « bible de l'anatomie » de l'époque. C'était le seul livre d'anatomie en couleur en ce temps-là. Si les images étaient splendides, le texte me semblait totalement hermétique avec ses « trompes de Fallope », « le trou innominé d'Arnold », « l'aqueduc de Sylvius », etc.

C'était du « chinois ». Je refermais les trois épais volumes avec un air dégouté et inquiet pour la rentrée. L'anatomie sera d'ailleurs en cette première année une « galère », me donnant un mal fou pour atteindre la moyenne.

Il me faudra ainsi deux ans pour la maîtriser et la dompter totalement avec 20/20 au final ! Détail amusant, j'écrirai moi-même, plus tard, ma propre bible d'anatomie en douze volumes, en collaboration avec mon ami Jean Cady.

Dans les années soixante, il fallait préparer les concours hospitaliers dès les premières années. Nous commencions stagiaires, troupeau inculte qui suivait le chef de clinique.

Ce dernier nous apprenait à ausculter, percuter, palper, lire un électro cardiogramme ou une radiographie, à poser un diagnostic. Cela se faisait sans les aides qu'apportaient à la médecine moderne l'imagerie informatisée, l'échographie ou les analyses de laboratoire quasi instantanées. Le sens clinique était absolument fondamental.

L'hôpital

Je ne sais si les hôpitaux de l'AP, l'Assistance publique, de Paris sont plus inquiétants et mystérieux qu'en province, mais en tout cas, c'est ainsi que ce nouveau monde m'apparaissait.

Les services étaient impressionnants avec leurs grandes salles communes. Les professeurs et les patrons portaient encore cette image de mandarins. Ils régnaient avec autorité sur leur cheptel, taillable et corvéable à merci. Ils semblaient manifester un véritable plaisir à entretenir cet aura de maîtres incontestés.

L'hospitalisation des malades durait fort longtemps. La promiscuité des salles communes aidant parfois à supporter la douleur en des temps où la morphine était le seul antalgique disponible et donc utilisé avec parcimonie.

L'angoisse était omniprésente, nombre de maladies étant sans espoir de guérison comme les leucémies, la maladie de Hodgkin ou les obstructions des artères coronaires responsables d'infarctus du myocarde.

Si les patients vivaient dans l'anxiété, nous aussi pauvre bétail estudiantin, redoutions l'épreuve hebdomadaire de la visite du patron.

Ces grands manitous avaient en effet une fâcheuse tendance à nous questionner sur un mode interpellateur, ce qui faisait que toute mauvaise réponse nous faisait rentrer dans un trou de souris !

La visite était hiérarchisée avec en premier chef les agrégés, puis les chefs de clinique suivis par les internes au premier rang. Ils étaient presque considérés comme de jeunes confrères par le patron. Venait ensuite la petite troupe des externes et enfin le reste du troupeau de stagiaires qui ne profitaient guère de la visite.

La surveillante générale, la secrétaire, la surveillante de salle, les infirmières formaient une deuxième ligne de front dans cette brigade qui comptait souvent plus de vingt personnes.

Au bout de quelques semaines passées dans le service du Professeur Lenègre, je me risquais vers le devant de la scène, une soif de connaissance faisant taire mes craintes d'être interrogé. J'apprenais vite à palper un gros foie, à percuter un épanchement, ausculter un cœur et même à lire un ECG.

« Kron, stéthoscope ! Qu'entendez-vous ? »

J'identifie le roulement caractéristique du rétrécissement mitral en quatre temps : « *rou fout ta ta* » comme on nous l'avait appris.

« Je pense que c'est un rétrécissement mitral, Monsieur ? »

Et dans ce cas-là, les félicitations allaient à mon chef de clinique pour son enseignement, un compliment à un stagiaire semblant risquer de lui écorcher la bouche.

« Et quelle en est la cause ? »
« La maladie de Bouillaud, Monsieur » (le rhumatisme articulaire aigu est une infection à streptocoque hémolytique que l'on voie dans les angines mal traitées).
« Vous devriez préparer l'Externat l'année prochaine. »

En fait, je le préparais déjà depuis 6 mois. Je réussirai ce concours, major du service et dans les vingt premiers du concours national. N'étant pas fils de patron-donc pas « recommandé », j'eus seulement droit à une suppléance en 5e année dans son service de cardiologie à l'hôpital Boucicaut.

Je n'aurai pas à attendre heureusement cette date, car je serai nommé deux ans plus tard à l'Internat. Ce jour-là, je choisirai la Chirurgie. De futur cardiologue, je changerai ainsi d'orientation à cause du favoritisme d'un mandarin…

Mon premier stage en chirurgie fut une découverte jalonnée de souvenirs marquants. Je me souviens qu'il était de bon ton de mettre nos tabliers à l'envers pour se démarquer des simples médecins.

Les leçons du patron se faisaient dans l'amphithéâtre avec pour exemple un patient bien… patient, examiné devant tout le monde, sans que je n'en ai jamais entendu un seul (ou une seule) s'en plaindre.

Le bloc opératoire nous était encore interdit et c'est au-dessus d'une coupole que nous regardions se dérouler l'intervention, rien que cela me passionnait déjà.

Le concours de l'Externat

L'Externat était un concours indispensable pour espérer une carrière hospitalo-universitaire. On n'avait droit qu'à cinq tentatives à partir de la deuxième année de médecine. Être nommé dans le groupe de tête dès le premier concours d'Externat en seconde année de médecine marquera à jamais les membres de notre « sous colle ». Ce modeste concours nous donnait l'impression de faire déjà partie de l'élite.

Une fois nommé à l'externat, je mènerai de front : une première année très dense avec deux gardes par semaine, des conférences de médecine ou de chirurgie pour préparer l'Internat avec trois ans d'avance sur le programme de la faculté.

Ce furent vingt-quatre mois de folie hors du monde, hors de toute vie sociale, mais tellement passionnants. Le manque de sommeil était épuisant, mais c'était si grisant de brûler les étapes et d'apprendre la vraie médecine pendant que mes copains n'étudiaient que l'histologie ou la physiologie !

Je devenais avec ferveur une bête à concours, m'enfermant pendant des heures, des jours, des nuits entières avec du café et mes dossiers pour potasser sans cesse.

Les stages

Une fois que l'on était nommé à l'Externat, les stages duraient de deux à cinq ans, selon la rapidité avec laquelle on réussissait l'incontournable concours de l'Internat. Ils se succédaient de services en services hospitaliers pour une durée de six mois chacun : chirurgie, cardiologie, endocrinologie, médecine interne, néphrologie, etc.

Les externes étaient les premiers rouages de l'hôpital. Nous étions rémunérés par un modeste salaire qu'il fallait compléter par des gardes pour faire face aux besoins existentiels. Surveiller les reins artificiels en dialyse ou l'appareil d'Angström (un respirateur artificiel pour les patients dans le coma) était épuisant. Il fallait en vouloir et en avoir matériellement besoin pour accepter de ne gagner que dix francs tout en se résignant à voir certains patients mourir.

Un bon chirurgien se devait d'être un clinicien affûté et un médecin avant tout. Nous avions en charge une vingtaine de lits, rédigions les observations, accompagnions la visite dirigée par l'interne et examinions nos malades. Il fallait tout apprendre de A à Z, savoir se laver soigneusement les mains avant la salle d'opération, s'habiller avec les tenues de bloc stériles sans faire de faute. Nous avions tous une certaine angoisse, face à l'épreuve qui nous attendait. « Sur quoi allions-nous tomber »?

« Kron, tenez bien la jambe, que je puisse amputer. »

Moi qui croyais être à présent amariné par mes séances en amphithéâtre d'autopsie, ce fut ce jour-là une difficile épreuve.

« Kron venez m'aider pour une appendicite »

Le patron allume alors une cigarette, la coince entre ses lèvres et commence à opérer, jusqu'à ce que la cendre finisse par tomber d'elle-même sur l'abdomen du patient.

« Ne vous inquiétez pas, c'est stérile ! ».

Étonnante remarque qu'il faut resituer dans le contexte d'une époque où les notions étaient loin des connaissances actuelles sur l'asepsie. Les infections nosocomiales étaient très rares et la résistance aux antibiotiques encore inexistante.

La vie du service se menait sous la houlette d'une rigoureuse hiérarchie basée non seulement sur les titres, mais aussi sur des rapports de confiance ou de force.

Nous étions par exemple affectés aux urgences sous le contrôle étroit de la surveillante, un vrai dragon qui appelait l'interne dès qu'il lui semblait que nous n'étions pas sûrs de nous.

D'un côté, elle-même ne savait pas quels étaient exactement le niveau et l'étendue de nos connaissances, mais de l'autre côté elle rendait compte à un interne qui ne voulait pas être dérangé inutilement.

Il nous fallait donc nous imposer pour progresser dans la pratique pour faire croire que nous savions ce que… nous ne savions parfois pas encore.

Les anecdotes étaient parfois croustillantes.

« Kron venez, c'est une colique néphrétique. »

La patiente se tord de douleur en gémissant, mais une obésité importante complique le l'examen.

« Où avez-vous mal ? »

La main qui se pose sur le bas du ventre me conduit inexorablement malgré une certaine timidité doublée d'appréhension vers mon premier examen gynécologique. Quelques secondes et deux doigts plus tard me suffisent pour comprendre le diagnostic sous la forme d'une protubérance dure et ronde : la tête d'un bébé !

« Chut, ne dites rien, mon mari est à côté, il revient de son service militaire en Algérie et ne sait rien ! »

C'est ainsi que je voyais ébahi mon premier accouchement.

Très vite la petite chirurgie, pratiquée sous anesthésie locale, n'avait plus de secret : incision d'abcès, sutures ou réparation d'une section tendineuse. La lecture des radios et la pose des plâtres faisaient également partie du quotidien..

Les premiers mois au bloc opératoire consistaient à écouter le patron en maintenant les écarteurs. Ce n'est qu'à ce terme qu'il était envisageable de l'instrumenter ou de l'aider pour des interventions courantes. Pour aider le chirurgien en premier pour la chirurgie lourde, il fallait attendre d'être nommé à l'Internat des hôpitaux.

Sur le plan purement médical, le sens diagnostic se développe au fur et à mesure de la rencontre avec les pathologies. Je me souviens qu'un soir, en rentrant dans l'appartement familial, j'allais voir mon jeune frère pour lui dire bonsoir ; il était allongé et pleurnichard, inquiet je l'ai examiné.

Il tournait le dos à la lumière : photophobie-nuque raide, je diagnostiquais, fort heureusement précocement une méningite. Cela provoqua un vent de panique chez mes parents.

Un cousin était devenu sourd quelque vingt ans plus tôt à la suite d'une méningite bactérienne neurotoxique pour le nerf auditif. Une heure plus tard, nous étions plus rassurés. À l'hôpital après une ponction lombaire faite par mon chef de clinique, le liquide céphalo-rachidien était clair, signant la cause virale non microbienne, et par conséquent le caractère bénin de cette méningite. Elle guérira sans séquelle.

Mon père m'offrira une autre occasion de diagnostic confirmé avec une dysenterie amibienne, pourtant vieille de plus de trente ans et asymptomatique depuis son retour des colonies.

Un soir de garde aux urgences, une anecdote me reste encore en mémoire.

Un « petit grand-père » venait d'être admis, mais l'interrogatoire s'avérait des plus difficiles, les questions n'apportant que des balbutiements de réponses incompréhensibles. Il se contentait de montrer un méchant pansement qui recouvrait sa jambe et qui visiblement n'avait pas été changé depuis longtemps.

Devant sa difficulté manifeste à s'exprimer, je lui demandais d'ouvrir la bouche. Le trismus, c'est-à-dire la contraction de sa mâchoire irréductible signait le diagnostic de Tétanos, encore fallait-il y penser, cette maladie étant déjà devenue rare, surtout dans une grande métropole. Des gardes de reins artificiels en deuxième année d'Externat permettaient d'arrondir le maigre salaire (il était de 200 francs par mois, soit 30 euros en 2014, valeur qu'il faut relativiser par l'évolution du coût de la vie). Certaines de ces gardes restent dans ma mémoire comme dramatiques. Elles concernaient parfois de très jeunes filles souffrant d'insuffisance rénale due à une septicémie gravissime à la suite d'un avortement clandestin. Dire qu'il faudra attendre la loi Simone Veil de 1974 pour que cet acte devienne légal, effondrant du même coup les actes clandestins et les drames qui en découlaient le plus souvent. En phase terminale, assister impuissant à l'agonie d'une jeune fille par asphyxie due à un œdème aigu du poumon est difficilement supportable.

L'Internat

Quinze jours ! C'est très exactement la durée des vacances que je m'étais autorisé après la nomination à l'Externat avant de recommencer à me plonger dans les livres pour préparer le concours de l'Internat. Quinze jours sans veillées interminables, quinze jours sans chercher des moyens mnémotechniques et surtout à bien dormir le matin. Quel bonheur !

Pour former les sous-colles, c'est-à-dire les groupes de travail en commun, il était important d'avoir les meilleurs conférenciers. Ces derniers qui tenaient à leur réputation de formateur, ne se compliquaient pas la vie et choisissaient leurs élèves parmi les premiers nommés à l'Externat : tant mieux pour moi.

Effectivement, les membres de ma sous-colle seront tous nommés à l'Internat avec succès avec 2 à 3 ans d'avance par rapport à la moyenne des étudiants. Il faut savoir que certains étudiants avaient plus de difficultés à cette préparation, mais surtout montraient moins de sérieux dans leur travail. Une admission à titre provisoire, et l'obligation de repasser le concours tout en travaillant à l'hôpital en sera la rançon pour certains, parfois jusqu'à cinq ans de suite.

C'était une énorme frustration d'être « provisoire », tout comme le fait d'être reçu à l'Internat des régions, car il n'était pas qualifiant pour la chirurgie, ce qui imposait de repasser le « vrai concours ». Mais être nommé à l'Internat de Paris tout en allant à la Faculté et en travaillant à l'hôpital était une épreuve des plus difficiles, faute de temps.

Le mot qui me vient à l'esprit est celui de « bagne », mais c'était notre choix. Deux ans et demi de travail de douze à quatorze heures par jour plus la visite du patron tous les matins et parfois même le dimanche.

Nous avions quatre questions à rédiger dans les thèmes de l'anatomie, la physiologie, la médecine et la chirurgie. La réussite à ces questions d'examen ouvrait la porte à l'admissibilité à l'oral.

Cette épreuve finale reposait sur un tirage au sort durant lequel un tiers seulement des candidats convoqués étaient choisis. Les autres revenaient pour un nouveau tirage au sort quelques jours plus tard. C'était usant et inhumain, mais pas plus que ce métier que l'on avait embrassé.

Mon premier concours de l'Internat sera un échec et je le vivrai très mal, même si j'aurais dû relativiser, dans la mesure où 10 % seulement des candidats étaient reçus. Je le vivrais d'autant plus mal qu'il était dû à un lapsus sur un nom propre dans une question de 15 pages par ailleurs excellente. Cela entraîna un zéro éliminatoire. J'espérais que ce serait mon seul échec et par la suite je réussirai tous les autres concours.

Cet échec me servira aussi de leçon pendant toute ma carrière, car je vérifierai soigneusement chaque geste et chaque temps d'une opération pour éviter la moindre erreur, dont les conséquences peuvent être gravissimes en chirurgie.

« Ce qui ne te tue pas te rend plus fort. »
Friedrich Nietzsche

Chirurgie, voie royale

Les études de médecine m'ont passionné. La chirurgie était prestigieuse en ce temps-là dans le collectif populaire et entrait dans son âge d'or.

Je voulais sortir de l'ombre. Ce choix s'imposa donc à mon esprit comme la décision incontournable.

La chirurgie française était et est toujours de nos jours reconnue comme l'une des meilleures au monde. L'habilité de la main, la simplicité élégante de la gestuelle, la parcimonie matérielle reste légendaire.

« Une intervention chirurgicale complexe est la juxtaposition de gestes techniques simples et précis ».
« Le contraire du simple n'est pas le complexe, mais le faux ».
André Comte-Sponville

Transmis par compagnonnage, le savoir-faire chirurgical se perpétue dans le public comme dans le privé, tandis que nos écoles de chirurgie forment des spécialistes venus du monde entier apprendre la *« french touch »*.

La chirurgie vous fait passer par tous les affres de l'émotionnel humain, de l'humilité de l'échec à la fierté de la réussite. Certains ténors dans leur paranoïa peuvent même aller jusqu'à se prendre pour des dieux…

« Quelle différence y a-t-il entre Dieu et un chirurgien ? Eh bien, Dieu ne s'est jamais pris pour un chirurgien ! »
Urban legend ?

L'admiration, le respect, l'envie, mais aussi les critiques peuvent en découler et il est important de savoir garder la tête froide.

Je me souviens d'un oral avec un examinateur un peu revêche.

« Kron, avez-vous passé l'Externat ? »
« Oui Monsieur ! »
« J'espère que vous préparez l'Internat ? »
« Non monsieur ! »
« Vous avez tort. »
« Non Monsieur, car je l'ai déjà passé et j'ai été reçu au concours de l'année dernière. »
« Ah ! Très bien ! Mais quelle voie avez-vous choisie ? »
« Chirurgie, Monsieur. »
« Bien, bien... Que feriez-vous devant une crise d'appendicite ? »
« Je l'opère en urgence, Monsieur ! »
« Très bien, je vous mets 10. »

Premiers pas

Je fis mes premières années d'Internat en banlieue. Les stages initiatiques se faisant dans les hôpitaux périphériques comme Eaubonne, Rambouillet ou Mantes, les hôpitaux de l'Assistance publique étant choisis en premier par les plus anciens ou les… mieux pistonnés.

Les gardes étaient fréquentes, de l'ordre de deux à trois par semaine avec un réel bénéfice formateur. On y était responsable de l'accueil, du diagnostic et des soins que l'on pensait être capable de faire sous condition qu'une anesthésie générale ne soit pas nécessaire.

La petite chirurgie n'avait plus de secrets au bout de quelques mois, mais les nuits sans sommeil étaient fréquentes. En cas d'anesthésie générale, la présence du chef de clinique était obligatoire. Très compétents, ils nous formaient en nous laissant opérer sous leur direction. Ces gardes furent souvent des premières chirurgicales.

L'apprentissage

Certains opérateurs avaient de l'élégance, de la rigueur et du style dans le geste. Ils étaient rares et d'autant plus appréciés. D'autres étaient plus besogneux, parfois maladroits et souvent caractériels. On évitait tout simplement de les aider.

Pour évacuer la charge émotionnelle accumulée pendant le travail, on se livrait parfois à des moments de folie en salle de garde ou dans l'hôpital ! Ou plus gentiment à la pêche des poissons rouges dans le bassin des jardins de l'établissement.

On vivait quasiment à plein temps à l'hôpital dans un milieu fermé, monde clos qui allait former notre propre univers pendant plus de dix ans.

Les salles de garde nous apparaissaient comme un lieu magique, amical, ludique et hors du temps. Certaines étaient décorées de fresques évocatrices encore célèbres de nos jours. On y partageait entre nous à l'abri du monde extérieur une vie d'échanges. Mais dès que le téléphone sonnait, l'un d'entre nous repartait vers le monde des malades et de la douleur.

Les contacts entre les générations étaient fructueux. Ils permettaient même des rapprochements durant ces longues nuits ou durant les traditionnels tonus, ces réunions festives en salle de garde où presque tout pouvait arriver.

Les services n'étaient pas encore spécialisés à cette époque et comportaient en moyenne une centaine de lits. Les urgences étaient nombreuses et variées. Une fois la confiance acquise, le patron nous laissait rapidement opérer après nous avoir observés en nous lâchant dans l'arène pour une première appendicite ou une hernie.

Les complications postopératoires étaient alors encore fréquentes et ne surprenaient pas même les patients. Il n'y avait de leur part aucune plainte, sauf lors de fautes réelles et avérées, ce qui était quand même très rare.

Aider le patron pour une opération était un honneur. Souvent, nous avions alors la responsabilité des nœuds pour l'hémostase des vaisseaux et de la suture finale de l'incision sous son contrôle et ses conseils, summum de notre fierté. Le grand jour était celui de la première « grosse intervention ». Je me souviens encore de ma première gastrectomie, sous la direction du professeur Robert Aurousseau qui fut mon chef de service à l'hôpital Boucicaut en troisième année d'Internat (1967).

L'angoisse de tout interne était de réussir correctement cette toute première intervention. Certaines interventions lourdes et complexes sont en effet rarement pratiquées. Il faut parfois attendre des années avant d'en avoir l'opportunité et c'est de là que naîtra peu à peu l'évolution vers l'ultra spécialisation.

Anecdote marquante aussi lors d'une intervention pour une occlusion intestinale : la dissection était difficile avec de nombreuses adhérences. La découverte de ce qui ressemblait à une petite plaque métallique grillagée collée à l'intestin me surprit.

Le patron nous précisa qu'il s'agissait d'une technique d'avant-guerre pour traiter les hernies. Puis comme il était ce jour-là en forme et de bonne humeur, il continua ainsi :

« Je vais vous raconter une histoire pas banale ! J'étais jeune agrégé quand j'ai dû opérer ce jour-là un patient en occlusion avec une longue et vilaine cicatrice au niveau de l'aine droite, consécutive à un éclat d'obus de la guerre de 14/18. La radio montrait des images arrondies et "bizarroïdes" dans le bas de l'abdomen. L'intervention fut difficile avec des adhérences sur les intestins. Une fois ceux-ci libérés, j'ai trouvé de nombreux débris qui ressemblaient à du vieux cuir au sein duquel se trouvait... un trésor de six louis d'or ! La tête du patient quand je lui remis ces pièces à son réveil... »

En éclatant en sanglots, l'opéré lui raconta le fin mot de l'histoire.

« Après cette vilaine blessure en 1917, un officier de santé s'est occupé de moi. J'avais reçu un gros éclat d'obus dans l'aine qu'il m'a extrait. Je lui en étais reconnaissant, mais je l'avais accusé d'avoir volé ma bourse et ma fortune que je conservais dans un sac à la ceinture. Il avait nié. Je ne l'avais pas cru ! Il est mort maintenant et je ne pourrai jamais m'excuser auprès de cet homme de bien qui m'avait sauvé la vie ! ».

Premiers remplacements, premières finances...

Il n'était bien évidemment possible de faire des remplacements qu'en médecine générale, car la chirurgie nécessite une longue formation avant que l'exercice en libéral ne soit autorisé par le conseil de l'ordre. Je commençais donc par remplacer des médecins généralistes. Ce fut très formateur pour la pathologie en général, mais aussi sur la pratique de la petite chirurgie en cabinet médical. Il était fréquent que les médecins généralistes fassent sous anesthésie locale, dans leur cabinet de consultation, sutures, évacuation d'abcès, ablation d'un petit kyste ou le traitement d'un panaris. Hasard des contacts de campagne il m'est même arrivé un beau jour d'aider un vétérinaire voisin à opérer une chatte !

Le tarif de la consultation était en 1967 de vingt francs (trois euros). Les honoraires de ces remplacements étaient pourtant conséquents pour l'époque et très vite, attiré par cette vie rurale, j'achetais à crédit une maison de campagne à l'ouest de Paris. Je réalisais ainsi l'un des vieux rêves de mes parents. Ils colonisèrent les lieux à la plus grande joie de toute la famille. Ce fut ensuite une voiture pour remplacer ma vieille Fiat 850. Elle avait succédé à une 4L antédiluvienne achetée quatre mille nouveaux francs. Le siège avant effondré ne tenait en fait que sur un vieux pneu.

La multiplicité des pathologies rencontrées me rendait chaque jour plus sûr de moi dans mes diagnostics grâce à la formation d'exception apportée par mes années d'Externat. Il faut savoir pour resituer le niveau d'étude de chacun que seulement 20 % des médecins étaient externes à cette époque. Je rencontrerai des cas de tétanos, de typhoïdes, de syphilis et j'eus l'occasion à deux reprises de pratiquer un accouchement à domicile. Je découvrais aussi la médecine de campagne itinérante.

Les concours d'anatomie

La connaissance de l'anatomie pour un chirurgien est bien évidemment fondamentale pour la pratique de son « art », mais aussi pour accéder aux premières places dans les concours, et espérer être nommé un jour Chirurgien des Hôpitaux.

En première année j'avais beaucoup peiné pour apprendre cette matière sans vraiment tout comprendre pour obtenir difficilement la moyenne à l'examen de milieu d'année. Il ne portait portant que sur l'anatomie des membres.

L'année suivante la « colle des agrégés » était plus redoutable face à nos professeurs qui tentaient de nous piéger en nous donnant à étudier des coupes d'os gauche alors que les livres ne présentaient que des côtés droits.

Après une note de 15/20 au concours de l'Internat de Paris, je me suis pris au jeu et j'ai ainsi passé avec succès le Monitorat, l'Adjuvat, concours m'ouvrant un poste d'assistant d'anatomie.

Je complétais ma formation d'anatomiste par le certificat de biologie humaine pour être nommé chef de travaux d'anatomie à la Faculté Necker-Enfants malades à l'âge de 27 ans.

C'est à cette époque que j'ai écrit avec Jean Cady notre traité d'anatomie. Il fallut que j'attende ma nomination pour le baptiser officiellement, Cady et Kron, craignant le courroux et la jalousie de l'agrégé d'anatomie qui était mon patron d'alors.

Je tire à présent une certaine fierté de savoir que près de la moitié des étudiants en médecine de France de l'époque ont travaillé dessus, mais hélas plus souvent sur des photocopies qu'en achetant ces livres…

Dans la foulée, je publiais deux traités de pathologie chirurgicale sur les membres, passais le certificat de biologie humaine. Je fus obligé de m'intéresser au muséum d'histoire naturelle à l'anatomie comparée de la dent depuis le crétacé jusqu'à l'homo-sapiens car cela faisait partie intégrante du programme.

Cette parfaite connaissance de l'anatomie et la qualité des dissections me permettront d'acquérir la rigueur, la sûreté et la précision du geste, ce qui me sortira toujours d'affaire dans les interventions, même les plus complexes.

Les conférences

Comme il était d'usage pour un interne, je donnais des conférences deux fois par semaine à une trentaine d'étudiants. Cela complétait encore mes salaires d'interne et d'anatomiste. L'intérêt était double : intellectuel dans la mesure où il fallait tout connaître sur le sujet, mais aussi financier.

J'envisageais un temps de préparer l'agrégation dans le but de faire une carrière hospitalière. Les évènements qui vont suivre Mai 68 vont m'en dissuader.

Les événements

– 1958/61 : Avec le retour du général de Gaulle la France retrouvait sa place dans le monde. La guerre d'Algérie connaissait alors un tournant après le référendum sur l'autodétermination de janvier 1961. Il fut suivi par les accords d'Evian et l'indépendance accompagnée par de nombreux drames humains.

– En 1967, la guerre des Six Jours au Moyen-Orient trouble l'équilibre mondial et déclenche le premier choc pétrolier.

Le général de Gaulle à la suite de ses déclarations indignes sur Israël ne sera plus mon idole.

– L'année suivante, ce sont les évènements de Mai 68 qui vont bouleverser la société.

La réforme des études médicales et du système hospitalier entraînent l'éclatement du CHU de Paris, la création de nouvelles facultés de médecine et la nomination de nombreux Professeurs agrégés pour occuper les postes créés. Cela ferme les recrutements pour longtemps, ce qui m'obligera à abandonner mon projet de concourir pour l'Agrégation.

C'est à cette époque que le général de Gaulle démissionne de la tête de l'État à la suite du non majoritaire au référendum sur la participation. Il l'avait pourtant lui-même souhaité pour faire évoluer l'organisation territoriale et dans un esprit de modernisation du pays. Il disparaît de la scène politique, laissant un vide immense, précipice dans lequel se jettera le trop plein politique.

Le Clinicat

Devenu Chef-de-Clinique en 1969, je me sens enfin responsable. J'enseigne à mes propres stagiaires, externes et internes. J'opère en première ligne et je suis seul maître à bord pendant les gardes à l'hôpital. J'étoffe mes publications par la rédaction d'articles dans le service de mon maître Marcel Roux avec les Professeurs Hureau et Vayre et fais ma première communication à l'Académie nationale de Chirurgie pour présenter mes travaux.

J'avais en effet commencé une étude expérimentale concernant les plaies et tumeurs des voies biliaires dans le laboratoire de chirurgie animale de l'hôpital de Vaugirard. Elle aboutira à la mise au point des prothèses du cholédoque qui porteront mon nom. Il faudra encore plusieurs années avant leur utilisation chez l'homme. J'obtiens pour ce travail le prix Henri Mondor.

C'est pour moi le temps des interventions complexes, chirurgie du foie, de l'œsophage et du pancréas. Les professeurs Mercadier, Cabrol et Garnier auprès desquels j'avais fait ma dernière année d'Internat se retrouvent au-devant de la scène avec les premières greffes du cœur et du foie.

Je présente ma thèse sur un sujet d'urologie (médaille d'argent) dans le service du Professeur Aboulker et je ressors avec le titre de docteur en médecine. Je suis nommé chef de travaux en anatomie à l'hôpital Necker. Je n'ai pas voulu préparer la médaille d'or de l'Internat qui m'aurait permis de faire une année supplémentaire dans le meilleur service de chirurgie de l'assistance-publique.

J'aurais pu parfaire ma formation, mais j'avais hâte de m'installer en libéral. J'étais trop jeune pour espérer être nommé rapidement à l'agrégation et je ne voulais pas attendre une dizaine d'années, sans grand espoir de nomination. Concourir pour un poste dans un hôpital non universitaire « sans chaire d'enseignement » ne me tentait pas non plus.

Découverte de la chirurgie libérale

Les remplacements de chirurgien en clinique privée vont me permettre d'obtenir une certaine aisance matérielle, mais surtout de pratiquer seul des actes de chirurgie variés. J'avais remplacé un chirurgien en proche banlieue. Les anesthésistes du bloc, satisfaits de la chirurgie que j'avais pratiquée lors de ce remplacement, me conseillaient de m'associer, mais ce collègue ne me rappellera plus. Il deviendra même mon concurrent durant trente ans.

En province, le jour-même de mon arrivée, je sauvais la vie d'un bon Père d'une communauté religieuse de Saint-Brieuc. Il avait lâché ses sutures et présentait une éviscération. L'intestin grêle était à l'air libre : Urgence !

Je demandais à la mère supérieure ébahie une paire de bas indémaillables avant d'opérer. Un bas fendu, stérilisé et collé, me permit de renforcer avec succès la cure de l'éventration.

Je serai ensuite respecté et chouchouté par les sœurs reconnaissantes, l'une d'elles sera même mon aide opératoire… en cornette.

Je découvrais la vie semi-mondaine de province, coupée de Paris et de ses sociétés savantes. Il fallait dîner avec le pharmacien, le notaire et abandonner toute idée de vie privée. Peu enclin à ces mondanités je revins très vite en région parisienne.

Plusieurs événements vont alors me conforter dans mon choix d'installation. D'une part, mon mariage et la naissance de mes deux premiers enfants, d'autre part l'accident cardiaque de mon père qui l'obligeât à arrêter ses activités.

Il ne bénéficiait pas d'une retraite. Une aide financière devenait nécessaire, ce qui était incompatible avec la poursuite de mes ambitions hospitalières.

Après un remplacement à la clinique de Bezons, je me rends à Sartrouville. L'accueil dans cet autre établissement privé est agréable, le PDG très prévenant, bien que surpris par ma jeunesse.

Le chirurgien qui y exerce, âgé et fatigué ne souhaite plus opérer, il me laisse entendre que je pourrais lui succéder. L'année 1971 passe ainsi avec une activité qui se développe rapidement au point que l'administration de la clinique me propose de rester et de m'installer.

C'est beaucoup trop tôt, car je n'ai pas fini mon Clinicat hospitalier. Le PDG et le chirurgien se montrent conciliants et trouvent une solution pour me permettre de finir mon temps à l'hôpital en accord avec mon Chef de service. Il me restait six moins pour finir mes deux ans de clinicat avant de pouvoir démissionner de l'AP-HP.

Je garde, en accord avec le conseil de l'Ordre de Paris le statut de remplaçant, tout en poursuivant mes obligations hospitalières. C'est maintenant que les difficultés vont commencer…

CHAPITRE III

Une carrière libérale

Après ma démission de l'Assistance publique en 1972 à la fin de ce Clinicat, je m'oriente définitivement vers la chirurgie libérale à la clinique conventionnée de Sartrouville.

Durant trente-quatre ans, jusqu'à sa fermeture, j'ai fait fonctionner cet établissement sur le modèle hospitalier avec mes confrères, mais avec des soins personnalisés.

Je vais, ou du moins c'est ce que j'imaginais naïvement à cette époque, être mon propre patron. J'ai l'intention d'y exercer à plein temps mon métier et d'atteindre enfin une indépendance et une réelle aisance financière.

Ayant poursuivi une activité hospitalière et universitaire sans incident de sectarisme notable, je n'imaginais pas un seul instant que mon installation allait éveiller une opposition et un boycott.

Je vais payer directement les conséquences d'un conflit qui m'avait précédé et dont je n'étais pas responsable. Je resterai marqué pour longtemps par ses conséquences.

Quand le conseil de l'ordre de Versailles me demande de transférer mon inscription de Paris dans les Yvelines, six mois avant la fin de mon activité hospitalière, il refuse ensuite de m'inscrire, prétextant que je suis encore un plein temps hospitalier.

En fait j'ai été dénoncé ; je suis atterré qu'au vingtième siècle fonctionnent encore ces relents de la dénonciation qui étaient chers à la triste période de la dernière guerre.

En apprenant cela, mon père croit revivre le temps des lois anti-juives de Pétain de 1940, lois qui exclurent les Juifs de la filière hospitalière et aussi de la fonction publique. L'ordre des médecins créé à cette époque appliquera cette décision, éliminant en même temps quelques concurrents.

On me dit que j'ai osé m'installer dans la clinique du *« juif marchand »*, ces paroles émanent de médecins dont l'un deviendra par la suite président du conseil de l'ordre. Ces médecins avaient juré que je ne recevrais jamais leurs malades. Boycotté et dénoncé, on veut donc m'éliminer.

Contrairement à leurs souhaits, cela ne va que renforcer ma détermination. Comment peuvent-ils penser, moi qui adorais déjà relever les défis que je vais renoncer ?

La clinique est accueillante et le personnel sympathique. Je n'ai pas encore trente ans et je me sens flatté que son propriétaire me donne carte blanche pour prendre en charge la chirurgie et réorganiser cet établissement en perte de vitesse. Avec quatre-vingt-seize lits, il y a de quoi faire du bon travail.

Mes collègues moins déterminés vont quitter un à un l'établissement craignant le boycott de leurs confrères médecins. Je mets le conseil de l'ordre en demeure de m'inscrire et commence, sans même attendre sa réponse à développer une clientèle hors de Sartrouville.

Les médecins de la ville tiennent parole et ne m'envoient aucun patient. Certains, malgré une réputation chirurgicale qui ne va que croître au fil du temps, persisteront dans leur boycott pendant plus de trente ans : triste humanité.

Le PDG, amical et un peu paternaliste, me fait tout de suite sentir que je suis dans sa clinique, mais en retour, je fonctionne en indépendant et non comme son simple salarié.

Les urgences sont nombreuses et malgré l'attitude de barrage sans faille des médecins de Sartrouville, j'acquiers vite une activité importante qui va se développer au fur et à mesure de quelques succès spectaculaires.

La fille du Commandant Kieffer

Hasard de la vie, je commence par sauver la vie de la fille du Commandant Kieffer, ce chef légendaire des commandos qui le 6 juin 1944, avaient débarqué à Ouistreham avec les alliés pour libérer la France. Détail amusant, je la reverrai quelque trente-cinq ans plus tard et ce n'est que ce jour-là qu'elle prendra conscience d'avoir frôlé la mort.

Elle avait perdu le contrôle de son véhicule devant la clinique pour une raison inexpliquée, avant de venir l'encastrer dans un poteau électrique. Étant sur place, je suis descendu avec infirmiers et brancardiers pour l'extraire de son véhicule. En état de choc, abdomen écrasé par le volant, elle doit être aussitôt transportée au bloc opératoire.

La ponction abdominale ramène du sang imposant une laparotomie en urgence. Je découvre un éclatement du foie. L'intervention va s'avérer particulièrement complexe et durer quatre heures durant lesquelles nous lui passerons vingt-quatre flacons de sang avant de la ramener en surveillance étroite en chambre, mais bien vivante.

L'histoire fait vite le tour de la région. Le Maire de Maisons-Laffitte, ville limitrophe de Sartrouville, me demande de venir dans l'une des deux cliniques de la Mutuelle Générale de l'Éducation nationale (MGEN). Il fallait monter des sondes dans les uretères chez un patient dialysé. Nouveau succès qui étend ma réputation et m'assure très vite une belle clientèle à Maisons-Laffitte au grand dam des médecins sartrouvillois.

Ces derniers, ultime revanche, sous la pression de leur propre clientèle, vont peu à peu se voir forcer la main, les uns après les autres, pour s'adresser à ce jeune chirurgien qui leur tient tête.

Le plus cynique de ces bienheureux confrères me confiera même son père, puis sa femme à qui il est probable que j'aie sauvé la vie. Il m'adressera ensuite son fils, mais jamais au grand jamais un seul patient de sa clientèle. Cet ostracisme finira par cesser avec le départ à la retraite des plus déterminés, plus de quinze ans plus tard.

Hasard et destinée

C'est ensuite la télévision qui vient filmer en direct. C'est la première intervention pour la pose de la prothèse de cholédoque de mon invention chez un patient atteint d'un cancer des voies biliaires. Cette intervention permet de remplacer une partie du canal cholédoque, canal biliaire principal du foie. Elle n'avait jamais encore été pratiquée et sera un succès.

Le rétablissement de la continuité de ce canal est indispensable pour que la bile secrétée par le foie puisse s'écouler, évitant au malade d'atroces douleurs tout au long de l'évolution de sa maladie.

Je passe ainsi à 5 colonnes à la une et en flash aux informations du 20 heures, acquérant ainsi une place incontournable. À partir de cette date mes communications scientifiques sur cette technique vont se multiplier.

D'autres faits marquants émailleront ma vie professionnelle. En me rendant à la clinique, je traversais le pont de Maisons-Laffitte et vis un attroupement qui bloquait la circulation. Je descends de voiture pour voir ce qui se passe : un enfant étouffait.

« Il a avalé une grosse bille en verre ! » me dit sa maman.

Je l'emmène à la clinique toute proche. L'enfant qui cyanose, devient violet, panique en laissant entendre le sifflement aigu du mince filet d'air qui passe avec difficulté dans sa trachée comprimée par cette boule coincée dans le haut œsophage et qui lui déformait le cou. Je le mets aussitôt sous oxygène en lui massant le cou et... tout se normalise. Une nuit en observation et le lendemain, le calot était expulsé... par les voies naturelles. Le « *primum non nocere* » ne pouvait pas mieux s'appliquer ici.

Congrès et publications

Mon activité chirurgicale devient de plus en plus importante et prenante. Je totaliserai sur ma carrière quelque vingt-cinq mille interventions viscérales, gynécologiques et urologiques. J'ai poursuivi en parallèle mes activités scientifiques, car les congrès internationaux me permettent de rencontrer nombre de chirurgiens de ma spécialité et de spécialités apparentées, avec des échanges fructueux.

Au Caire en 1992, je présente la leçon inaugurale du congrès du Collège International de Chirurgiens. Il se déroulait juste après le tristement célèbre tremblement de terre. L'accueil des Cairotes fut chaleureux.

À Manille le congrès se déroulait sous la dictature de Marcos. Il fut étonnamment et tristement somptueux malgré la pauvreté de la population.

À Alger, nous souffrirons que l'on nous impose le discours politique du FLN en faveur de la guerre d'indépendance et de la révolution algérienne, assis au premier rang.

À Athènes, j'ai par contre le souvenir d'un congrès bon enfant, mais sans véritable implication médico-chirurgicale notable.

Chacun de ces congrès permettait bien sûr de joindre l'utile à l'agréable, ce que les hautes autorités finiront par reprocher aux praticiens. Ils étaient le plus souvent totalement pris en charge par l'industrie pharmaceutique.

Il y eut sans doute quelques excès, mais le frein donné par les fameuses lois DMOS réduisant l'aide des laboratoires au corps médical eut certainement un impact négatif sur le développement scientifique français dans ces grandes réunions internationales.

Ces échanges et les communications scientifiques qui s'y attachaient permettaient de compléter les acquis, ce qui était d'autant plus utile à ceux qui avaient écourté comme moi leur carrière hospitalière.

Cette période sera ponctuée par trois évènements qui m'ont choqué : le procès tardif du criminel nazi Touvier, qui comme Barbie, Bousquet et Papon avait échappé à tout jugement. L'assassinat des athlètes israéliens aux Jeux olympiques de Munich et la guerre de Kippour (1973) marquent les esprits et annoncent une aire d'attentats.

En France cette époque est marquée par les déficits financiers et le début de la crise de la médecine de « ville ». Les alternances politiques avec les présidences de Valéry Giscard d'Estaing et de François Mitterrand n'apporteront plus rien de bon à la médecine libérale.

Le tournant des années 80/90

Les déficits financiers et de la Sécurité sociale vont peser de plus en plus sur la médecine. Les acquis sociaux pris en charge par la Sécurité sociale la mettent en péril. Ils sont pervertis par des décisions politiques ineptes et des abus de toutes sortes. Ce sera bientôt le temps de la cohabitation ce qui va paralyser le pays avec des oppositions de toutes sortes qui empêchent toute réforme.

En 1995, avec l'arrivée de Jacques Chirac, Alain Juppé devient Premier ministre et gouverne par ordonnances. Celles de 1996 ne changeront rien à cette donne. Le temps des « trente piteuses » est bien là !

Les mises aux normes, les référentiels, l'accréditation, les trente-cinq heures vont ensuite venir bouleverser l'exercice de la médecine et au passage les dix dernières années de notre clinique, jusqu'à entraîner pour moi, une fin de carrière trop précoce à mon goût.

Les coûts de fonctionnement sans cesse en hausse, la difficulté de recrutement de personnels diplômés, vont aboutir au dépôt de bilan de nombreux établissements. Toutes les petites ou moyennes cliniques proches de Sartrouville capitulent les unes après les autres. Cela ruine tout espoir de pouvoir continuer une chirurgie conventionnée ouverte à tous dans de bonnes conditions.

Une question hante l'esprit des praticiens : les révolutions technologiques, les mises aux normes et la législation ne sont-elles pas trop rapides ou trop lourdes en cette période de crise pour les capacités d'adaptation des plus jeunes chirurgiens ?

La France n'avance plus, mais les choses bougent de plus en plus vite dans le monde. C'est l'effondrement du bloc soviétique avec la chute du mur de Berlin. Les Américains la seule vraie grande puissance deviennent pour un temps les maîtres du monde.

Mort annoncée d'une clinique

La fermeture de la clinique fut violente et brutale, sans préavis, conséquence des dérives de notre système de santé. L'absence de réajustements des tarifs associés aux nouvelles contraintes ont pesé lourd. De mauvaises décisions de gestion et les déficits vont l'achever.

Je suis en vacances ce 27 juillet 2002 quand le téléphone sonne ! *« Bernard, la clinique est fermée et vendue ! »* me dit mon associé.

Je rentre aussitôt pour trouver un établissement verrouillé, déserté où seuls les bureaux restent accessibles. Le bloc opératoire est fermé et les lits vides. Le téléphone est coupé. Je subodore que cette fermeture brutale et sans préavis n'a pu se faire qu'avec une complicité coupable des responsables de l'agence régionale de l'hospitalisation et du nouveau PDG de l'établissement.

Les journaux locaux se gargarisent de cette fermeture. Ultime tentative, je fais réinstaller la ligne téléphonique pour pouvoir reprendre mes consultations et démarre une campagne d'informations.

Rien n'y fait, je parviens à reprendre mes activités à la clinique de Chatou, encore survivante au marasme national du privé. J'essaye de conserver une consultation dans la clinique de Sartrouville pour préserver cet accès aux soins indispensable aux habitants de la ville.

L'équipe est sympathique et je suis rapidement intégré ce d'autant plus que l'établissement souffre lui aussi de difficultés financières. Je prends le temps de rencontrer les médecins généralistes proches, mais étonnamment, leur accueil ne semble dénoter aucun intérêt pour cette démarche.

Je participe à une émission télévisée sur les urgences pour démontrer le rôle indispensable des cliniques pour leur prise en charge de proximité. Mes confrères ainsi que le directeur de la clinique ont peur de se lancer et refusent. Quelques mois plus tard, cette clinique dépose son bilan à son tour.

Je rejoins alors un troisième établissement à Saint-Germain-en-Laye. J'y suis d'autant mieux accueilli que j'avais sauvé la vie de la mère du chef-panseur du bloc, mais mon activité y restera quasi nulle du fait de la non-coopération des médecins correspondants et d'une patientèle trop sectorisée.

Je vais aussi aller opérer pendant quelques mois à la clinique de la porte d'Italie chez mon ami Jean Cady, mais les déplacements, les encombrements, l'éloignement en cas d'urgence vont me décourager de continuer.

À Chatou, la clinique est rachetée et les travaux commencent pour respecter les nouvelles normes imposées par les tutelles. J'y pratique encore deux hépatectomies majeures au son des marteaux-piqueurs.

J'utilise pour la première fois le « ligachure », un nouveau bistouri électronique à ultra-sons qui permet d'éviter le saignement lors de l'hémostase. Ces deux interventions sont faites sans transfusion, ce qui sera ma dernière « performance ». Cela me fera un réel plaisir, ce d'autant que ces patients se porteront à merveille par la suite.

À cette période le terrorisme islamique occupe la majeure partie des esprits avec l'attentat contre les tours jumelles du World Trade Center de New York le 11 Septembre 2001. Ce traumatisme rappelle aux USA celui de Pearl Harbor de 1942.

Une autre catastrophe, naturelle celle-là avait aussi choqué le monde : le tsunami dévastateur en Indonésie qui avait fait plus de deux cent mille victimes. Le dépôt de bilan de la banque d'affaires américaine Lehmann-Brothers en 2008, sonna le glas d'une frénésie financière qui touchera tout le réseau mondial.

L'intégrisme islamique ne s'arrêtera plus avec les printemps arabes, les guerres de Lybie, du Mali et du Moyen-Orient, suivi par les drames des attentats de janvier 2015 à Paris.

Les derniers gants

Quand j'ai enlevé mes derniers gants et posé pour toujours mon bistouri, j'ai voulu prendre la plume pour tenter de dénoncer les dérives de notre système de soins. La fermeture des cliniques privées et la crise du système de santé ont été ma principale inspiration.

Les derniers gants : écrits par Castaing.

Un jour se lève, mais tu ne sais pas que ce sera le dernier.

« Plusieurs fois par jour,
Le chirurgien, geste machinal,
Enlève ses gants qui claquent
Comme un livre qu'on referme.
C'est la ponctuation naturelle
Entre chaque opération,
Qu'elle soit simple ou difficile,
C'est le moment de transition.
À cet instant, il sait
Si, par chance, il a réussi
Ou s'il reste insatisfait,
Presque certain qu'il a failli.
Un jour comme tout arrive,
Il enlèvera ses gants pour
La dernière fois machinalement
Ou bien en le sachant vraiment.
À ce moment précis,
Sa vie de chirurgien sera finie.
Ce qui avait rempli son existence
Basculera dans la déshérence.
Un jour, vois-tu ce sera la dernière,
Mais peut-être ne le sais-tu pas,
Tu verras encore l'or du printemps
Et le soleil d'un nouveau jour. »

Voilà c'est fini ! J'enlève donc pour la dernière fois mes gants et je décide, la mort dans l'âme, d'arrêter la chirurgie.

Je n'opère plus assez et la technologie évolue trop vite pour pouvoir la dominer comme ce fut le cas dans ma jeunesse. Je suis gagné par la crainte du « pépin » en salle d'opération. Je préfère ne pas prendre le risque d'un accident sur table d'opération, drame qui heureusement m'a toujours été épargné.

Comment, après avoir eu la sensation d'être reconnu pour la qualité de mes soins, supporter de me retrouver avec une faible activité ?...En profitant du temps retrouvé. Je pourrai profiter largement de mes loisirs et de mes violons d'Ingres.

J'entre alors au conseil scientifique et au comité de rédaction de deux revues que sont le journal européen de Cœlio-chirurgie et la revue de l'Internat de Paris. J'écrirai depuis cette date sans relâche pour essayer de dénoncer les dérives de notre système de santé.

Avec la nostalgie de mes dernières interventions, je me pose donc avec plus de résignation que de sérénité face à mon ordinateur pour écrire. Ma « mine de crayon » sera aussi tranchante que mon bistouri.

La médecine française qui fut si longtemps une des meilleures du monde, se trouve à présent face à un tournant de son histoire, les mesures inadaptées qui se succèdent risquant de la faire sortir de ses rails.

Je me suis toujours posé de nombreuses questions sur le passé et la politique. Depuis la création de la Sécurité sociale, les progrès et sa sur-administration pèsent de plus en plus sur les budgets ce qui devrait nous interpeler.

L'histoire de l'homme et des civilisations devrait éclairer nos dirigeants sur les décisions à prendre, mais le « nez sur le guidon » ils ne pensent qu'à leur réélection.

Pensif, je regarde par la fenêtre et aperçois un petit gamin qui court, un cornet de châtaignes grillées dans la main.

Je marque un temps d'arrêt, car cela me rappelle brusquement des souvenirs d'enfance : je revois l'enfant que j'étais inconscient des drames qui se déroulaient et ce passé me saute à la gorge comme si c'était hier.

Et si tout s'expliquait ainsi ?

CHAPITRE IV

Retour vers le passé

C'est après la tourmente de la dernière guerre que les progrès médicaux se sont accélérés. Nous avons traversé les épreuves de cette époque, certaines expliquent peut-être les raisons de mon choix pour la médecine, c'est pourquoi j'ai souhaité y revenir.

Mai 1940, mon père à peine marié monte en ligne au moment de l'offensive allemande. Souvenirs des hurlements des Stukas en piqué avec leurs ailes en V et du fossé qui lui sauve la vie. Les nazis brûlent les synagogues comme celle de Strasbourg et Pétain publie les lois antijuives dès 1940.

Mon père évitera la captivité en contournant la poche de Dunkerque et sera démobilisé avant de rejoindre ma mère à Vichy, réfugiée chez mon grand-père antiquaire. C'est là que je verrai le jour. en 1941. Les Français juifs ne se rendent pas compte du sort qui les attend, car Pétain est encore une figure respectée. Le recensement nous impose la marque « JUIF » sur nos cartes d'identité, le port de l'étoile jaune devenant alors obligatoire.

Détail singulier, mon père avait remporté en 1936 le championnat d'Europe de billard artistique à… Berlin ! Prévenu d'une rafle antijuive à la remise des coupes par son ami allemand Tidke cela lui devra la vie.

La fuite

Il aura le temps de s'éclipser avant la cérémonie sous les huées des nazis après l'avoir battu. La photo de mon père jouant son dernier coup devant la croix gammée du drapeau nazi affiché au mur fera le tour du monde.

Ma famille a la présence d'esprit de fuir dès ma naissance sous les injonctions de mon grand-père. Nous quittons Vichy pour gagner la zone libre et le midi de la France.

Nous allions souffrir de la faim et mon père perdit vingt kilos en l'espace de quelques mois, faute de pouvoir utiliser les tickets de rationnement par crainte d'être dénoncé.

Il fallait se contenter de rutabagas, de pieuvre séchée et de l'achat dans l'arrière-pays de quelques pommes de terre que mon père allait chercher à bicyclette à plus de vingt kilomètres de notre refuge. Ma mère nous a souvent raconté la honte qu'elle eut de devoir voler un jour une poignée de pâtes au marché pour me nourrir ! Il ne faut pas s'étonner qu'avec ces privations ma mère continuera de faire des stocks de conserves toute sa vie pour ne pas « manquer ».

Plus tard, grâce à des relations de mon père, nous trouverons une retraite plus sereine dans un petit village reculé de l'arrière-pays du sud-ouest, entre Souillac et Cahors, où nous resterons dans l'ombre pendant trois ans, au prix d'une vie secrète en vase clos.

Peyrac est un petit village endormi du Lot qui s'alanguit le long de la route nationale de Gourdon.

Ce départ nous aura sans doute sauvés des rafles qui ont suivi là où nous résidions dans le sud de la France. Bien que trop jeune pour m'en souvenir réellement, les récits de mes parents me l'ont souvent remémoré. Je me demande ainsi parfois si certains souvenirs qui continuent de me hanter ne sont pas le fruit de mon imaginaire.

C'est certainement ce passé qui explique en partie ma répulsion vis-à-vis de ce monstre froid qu'est le système administratif. Aujourd'hui encore, je conserve une certaine appréhension de l'uniforme, car les rafles étaient effectuées par la police et la gendarmerie française elles-mêmes.

En 1942 naît mon frère avec des liens de cordons ombilical autour des membres et des doigts qui sont partiellement nécrosés. Cela oblige mes parents à prendre le risque majeur d'aller à l'hôpital de Gourdon, avec des fausses cartes d'identité, pour le faire opérer. Je me rappelle d'un berceau vide, mais pas de son retour.

Mes parents angoissés, craignaient pour mon frère et moi, tout en survivant grâce à l'aisance financière de mon Grand Père. Nous étions en effet sous la juridiction de Maurice Papon, responsable à Bordeaux des questions juives.

Le Service aux questions juives de la préfecture de Bordeaux tenait scrupuleusement le fichier des sémites dont les listes étaient adressées avec zèle à la Kommandantur.

S'il y a eu des dénonciations, nous ne l'avons jamais su, car le maire de Peyrac fut un résistant de la première heure et ne les auraient sans doute jamais transmises.

L'ignominieuse indignité de Pétain et de ses complices Laval, Bousquet, Papon, Legay et Touvier ne doit jamais s'effacer de la mémoire collective.

Mes souvenirs ne sont que des images formées au fur et à mesure des récits des années qui suivirent. L'école maternelle, blouse grise et poignées de châtaignes grillées dans la poche.

Les autres douceurs étaient des caramels faits de lait concentré, les bananes séchées, les prunelles, les nèfles, les gâteaux faits avec des nouilles, du riz ou du pain.

Le son des convois allemands qui passaient sur la route nationale me terrorisait. Je me réfugiais alors chez ma grand-mère qui habitait dans une petite maison plus reculée.

Heureusement, nous étions loin des combats. Je me souviens, en été 1944, de la joie de mes parents, avec l'arrivée des FFI, ce qui annonçait la libération de la France. Nous pouvions enfin revenir à Paris.

Après la tourmente

La vie reprit son cours dans des conditions pénibles. L'appartement familial avait été pillé. Il fallait repartir à zéro, sans parler des dettes. Un tiers des habitations en France avaient été détruites ou gravement endommagées. Se loger était difficile, le confort rare et le charbon manquait.

Je ne découvrirai que bien plus tard l'immense personnage qu'était le Général de Gaulle, car je n'ai aucun souvenir des évènements politiques de cette période.

Il fut difficile de se loger, et nous avons déménagé cinq fois en l'espace de trois ans.

La vie suivait le cycle des saisons ; l'hiver nous entrions un peu en hibernation faute d'une réelle aisance. Le printemps et l'été marquaient un renouveau dont on appréciait les bienfaits.

En 1948, j'avais sept ans, c'était le temps de la naissance de l'État d'Israël et je ne comprenais pas pourquoi tant de pays se dressèrent contre cela.

Je n'entendrai parler de l'odyssée de l'Exodus que plus tard. Les guerres des années 50 bien que lointaines hantaient les conversations : l'Indochine, la Corée. Celle d'Algérie était beaucoup plus proche et traumatisante. Je fus choqué par les nouvelles défaites en Indochine et du fiasco de l'expédition de Suez. La France nous inculquait ses notions de liberté, égalité et fraternité. Nous étions « les vainqueurs » et je ne comprenais pas pourquoi il fallait encore se battre. Les Français ne comprenaient pas non plus que « l'empire » s'effondrait.

Si la scolarité était de qualité, les activités périscolaires étaient inexistantes en dehors d'une demi-journée de gymnastique ou de plein air. Je terminerai ma scolarité dans le primaire sans difficulté avec de bonnes notes en calcul, dessin, récitations, histoire géographie et en sciences, matière où j'excellais.

La scolarité au lycée fut plus difficile, car mes parents n'ayant pas fait d'études avancées ne pouvaient guère m'aider. Apprendre l'anglais sans aller en Grande-Bretagne fut délicat et le latin était une plus rude épreuve encore.

Je ne passais même pas le brevet de l'époque, souhaitant poursuivre et réussir mon baccalauréat. Je choisis de « faire de l'Allemand » à partir de la classe de quatrième en souvenir du Yiddish. Cette langue d'origine germanique, avec un apport d'Hébreu et de Slave, était la langue vernaculaire des communautés juives d'Europe centrale, les Ashkénazes.

C'était la langue qui avait bercé mon enfance, ma grand-mère Sarah parlant peu le français. Son fort accent nous ravissait.

Les sciences humaines me passionnaient et j'étais bon en dessin. Mon destin d'anatomiste et de chirurgien était-il tracé par ces matières avec lesquelles je me régalais ?

J'avais l'impression de m'ennuyer au lycée, raison pour laquelle j'ai sans doute préféré aller à la faculté plutôt que de faire une grande école.

Ma famille avait dépensé des sommes importantes pour accéder à des soins de qualité faute d'une couverture sociale. Celle-ci balbutiait en 1945, mais n'allait devenir obligatoire que pour les salariés, ce que mon Père n'était pas.

Pourquoi ai-je choisis « médecine » ? Peut-être pour protéger les miens.

CHAPITRE V

La Sécurité sociale

Le premier régime de protection sociale a été créé par Colbert pour les marins au XVIIe siècle. C'est ensuite en Allemagne au XIXe siècle que le Chancelier Bismarck eut l'idée de créer un système d'assurance sanitaire. Aux États-Unis, il faudra attendre 1935 pour que Franklin Delanoo Roosevelt crée le *« Social Security Act »*.

La France va quant à elle avancer à tous petits pas. Le 8 avril 1898 sont publiées les premières lois assurant une protection contre les accidents du travail des salariés de l'industrie. Le 5 avril 1910 voit la création du premier système de retraite au bénéfice des salariés des secteurs industriels et agricoles, à destination des ouvriers et paysans.

Le premier système obligatoire au bénéfice des salariés de l'industrie et du commerce date d'avril 1928. Il sera complété par le système d'allocations familiales financé par les employeurs en 1932. Les congés payés verront le jour en 1936 avec le Front populaire.

En mars 1944, le Conseil national de la résistance sous l'influence de Pierre Laroque et Maurice Thorez propose un « *plan complet de Sécurité sociale visant à assurer à tous les citoyens des moyens d'existence s'ils sont incapables de se les procurer par le travail* ».

Les ordonnances d'octobre 1945 créent le système de Sécurité sociale sur le modèle « Bismarck » et reconnaissent le rôle complémentaire des mutuelles. C'est la création de la Sécurité sociale telle que nous la connaissons actuellement. Le préambule de la constitution de la IVe République en 1946 reconnaît le droit de tous à la « protection de la santé, à la sécurité matérielle, au repos et aux loisirs ».

De 1947 à 1966 les textes vont se multiplier pour étendre à tous les citoyens ce système de protection et de retraite.

C'est en août 1967 que la réforme Jeanneney crée les régimes d'assurance vieillesse pour les artisans, les professions industrielles, commerciales et libérales et pour les exploitants agricoles.

Ils seront administrés par trois caisses nationales : la Caisse nationale d'Assurance Maladie des Travailleurs Salariés (CNAMTS), la Caisse nationale d'Assurance Vieillesse des Travailleurs Salariés (CNAVTS) et enfin la Caisse nationale des Allocations familiales (CNAF). La gestion de la trésorerie de ces différentes branches est confiée à l'Agence Centrale des Organismes de Sécurité sociale (ACOSS).

Les trente piteuses

Avec les chocs pétroliers les années 70 vont voir l'État creuser les déficits. Le système se complexifie et étend les protections à tous, y compris à ceux qui ne payeront pas toujours leurs contributions. De nouvelles lois instituent la protection obligatoire des salariés agricoles contre les accidents du travail et rapprochent les régimes d'assurance vieillesse des professions industrielles, commerciales et artisanales. Elles les généralisent à tous les résidents du territoire français.

Jacques Barrot bloque les honoraires des médecins libéraux, ce qui donnera lieu à des manifs monstres de ces derniers avec une charge mémorable de CRS à Paris sur le pont Alexandre III. Le ministre donnera ensuite son aval à une convention médicale qui prévoit la création d'un secteur 2 qui permet de contenir les revendications tarifaires des médecins sans coûter trop cher à la collectivité.

L'alternance politique

L'arrivée des socialistes en 1981 développera encore davantage la pensée unique qui gouverne la France : aller vers toujours plus d'assistance.

Mitterrand va élargir le périmètre des avantages sociaux tout en augmentant les prélèvements. Les ordonnances de 1982 abaissent l'âge de la retraite à soixante ans. Le Revenu minimum d'Insertion (RMI) apparaît en 1988, suivi en 1990 par la Contribution sociale généralisée (CSG) sur tous les revenus. Tel « Robin-des-Bois », l'État prélève chez les nantis ce qu'il distribue aux plus démunis, tout en récompensant au passage ses « serviteurs zélés ».

La droite est de retour en 1995, mais elle va pérenniser la hausse des prélèvements et donner aux parlementaires par ordonnances le contrôle du budget de la Sécurité sociale.

Déficits et chômage ne cessent d'augmenter. 1996 voit apparaître de nouveaux modes de financements comme la Contribution au Remboursement de la Dette sociale (CRDS) dont le produit est affecté à la Caisse d'Amortissement de la Dette sociale (CADES) chargée de la gestion des déficits des régimes de Sécurité sociale.

La réforme de la constitution de la Ve république crée en 1996 les Lois de Financement de la Sécurité sociale (LFSS). Le vœu pieu de la représentation nationale est d'assurer l'équilibre financier de la Sécurité sociale.

La loi organique du 22 juillet 1996 en précise le contenu, vote des prévisions de recettes, des objectifs de « dépenses par branches » et des dépenses nationales d'assurance maladie.

La carte Vitale est mise en place en 1997, puis la Couverture Maladie universelle (CMU) en 1999. Les abus et les trafics de toutes sortes vont pervertir un système déjà trop complexe et trop administré : « je paye donc j'ai droit » ! L'Aide médicale d'État (AME) permet de soigner gracieusement les étrangers, même en situation irrégulière.

Ainsi la France offre un niveau de prestation supérieur à ceux de la plupart des pays développés. Comme ces droits sont ouverts à tous les résidents du territoire national, cela va favoriser une immigration incontrôlable tant dans l'hexagone que dans nos départements d'Outre-Mer. Ce surcroît de main-d'œuvre tire inéluctablement les salaires vers le bas.

En 2002, les lois About et Kouchner sur la protection des malades vont peser encore plus négativement sur le système de soins. En 2004, la réforme de l'assurance maladie étatise un peu plus le régime avec la création du « médecin traitant référent » qui va précéder de peu l'apparition du parcours de soins. C'est un premier pas vers une médecine à deux vitesses en fonction du pouvoir d'achat du patient. Les soins par l'argent !

La création du dossier médical personnel et la nouvelle gouvernance de l'assurance maladie vont alourdir encore le système de santé avec la promotion des médicaments génériques, moins chers, mais… moins efficaces que les molécules princeps.

L'arrivée de Nicolas Sarkozy en 2007 va apporter un début d'espoir avec la timide réforme des retraites qui recule progressivement l'âge légal de départ à la retraite de soixante à soixante-deux ans.

Mais il faut vite déchanter avec les plans-hôpitaux qui avaient été initiés sous Jacques Chirac et avec la loi HSPT.

Ces plans financés par la dette et des emprunts que l'on pourrait qualifier de toxiques menacent de ruiner l'hôpital.

L'étatisation va se poursuivre avec les avenants conventionnels qui menottent peu à peu le corps médical. Les promesses de 2004 faites par Xavier Bertrand aux chirurgiens pour revaloriser leurs actes techniques ne seront jamais tenues.

Déficit chronique social

En 2011, la dette sociale de la France s'élevait à un peu plus de 142 milliards d'euros, soit plus de 7 % du Produit Intérieur Brut, alors que dans le même temps, près de 60 milliards d'euros ont déjà été remboursés.

Dans un rapport de Didier Migaud rendu public, la Cour des comptes craint que le déficit de la Sécurité sociale ne continue de s'aggraver. Avec un trou de 14 milliards d'euros pour le régime général en 2013. Du fait de la dégradation de la conjoncture et de son impact sur l'évolution des ressources de la Sécurité sociale, ce phénomène ne peut que se poursuivre si l'on ne prend pas des mesures drastiques. Avec la crise, les prélèvements du régime général des cotisations et de la CSG ont été inférieurs de plus de quatre milliards d'euros aux prévisions en 2013.

La dette sociale en 2014 s'approche des 160 milliards d'euros et devrait se creuser de plus de 72 milliards d'ici 2018.

Un tel scénario reviendra à reporter sur les nouvelles générations le poids du remboursement, mettant en cause l'équité entre les générations et sapant la légitimité de notre modèle social.

La Cour des Comptes demande que l'Objectif national des Dépenses d'Assurance-Maladie (ONDAM), soit ramené de 3 à 2,7 %, mais il faut prendre conscience que cette économie de 500 millions d'euros ne sera qu'une infime goutte d'eau dans l'océan des déficits !

Le déficit de la Sécurité sociale va signer la fin de l'âge d'or de la médecine libérale qui pourtant n'est en rien coupable de ces dérives. L'amélioration de la situation financière de la Sécurité sociale est un mirage entretenu par le monde politique.

La légitimité de notre modèle social est en jeu, selon les magistrats de la Cour des Comptes, mais celle-ci est rarement écoutée. En fait, tout est mis en place par l'État pour limiter l'accès aux soins :

- Les médicaments génériques dont la prescription est de plus en plus imposée sont moins efficaces.
- La diminution catastrophique de la densité de médecins généralistes et spécialistes rend l'accès aux consultations des plus aléatoires.
- La mutualisation des moyens hospitaliers en province va faire disparaître un à un les petits hôpitaux de proximité.
- La limitation des examens et des actes paramédicaux rend la prise en charge du patient plus difficile.
- L'asphyxie des laboratoires pharmaceutiques par les mesures de l'état a fermé et va fermer encore les seuls centres de recherche fondamentale encore en activité.
- La fermeture des cliniques privées chirurgicales par manque de moyens face aux normes imposées, limite l'accès aux soins au bénéfice des chaînes.
- Et tant d'autres mesures qui devraient nous alarmer…

Ces mesures ne vont entraîner que de minimes économies qui ne combleront pas le gouffre de la Sécurité sociale. À terme et de manière inéluctable, l'espérance de vie va raccourcir pour les couches sociales les moins aisées, cynique et colossale économie sur… les retraites !

Les affections de longue durée

Il est légitime que des maladies comme le cancer, le diabète, les maladies de cœur, soient intégralement remboursées par la Sécurité sociale dans le cadre de la prise en charge de l'Affection de Longue Durée (ALD).

Près de dix millions d'assurés sont concernés qui à eux seuls concentrent 65 % des remboursements.

Leur nombre ne cesse d'augmenter essentiellement par manque de prévention primaire, en particulier pour la pollution, la mal bouffe, l'alcool et le tabac. Ces derniers domaines sont politiquement sensibles, car sources majeures d'apport d'impôts indirects pour l'État.

Le tabac et l'alcool sont responsables de 150 000 morts par an en France, sur les quelques 5 à 600 000 décès annuels. Ces assassins tuent dans quatre grands domaines :

1. Les cancers
2. Les maladies de l'appareil cardio-vasculaire
3. Les maladies de l'appareil respiratoire
4. Les accidents de la route

À elles seules, elles coûtent des dizaines de milliards en dépenses de santé, mais y toucher entraînerait la révolution.

Le bouclier sanitaire

Comment faire face à ces dépenses croissantes sans ne léser personne ? Par l'aide à l'acquisition d'une couverture complémentaire.

L'instauration d'un bouclier sanitaire pour tous est clamée par plusieurs voix sur les traces de Martin Hirsch, l'actuel directeur général de l'AP-HP. Quelle que soit la nature de sa maladie, chacun serait remboursé à cent pour cent au-delà d'un plafond de dépenses payées de sa poche. Reste à définir le montant de cette limite : vaste et utopique problème !

Le bouclier sanitaire remplacerait les tickets modérateurs, les franchises et autres forfaits par un plafonnement des remboursements dépendant du revenu fiscal d'un ménage, le complément étant toujours à la charge possible des mutuelles.

La situation se complique encore avec les directives européennes qui vont s'intriquer de plus en plus avec « l'exception française ».

Ainsi, l'accréditation, les quotas, les référentiels, l'évaluation des pratiques vont s'ajouter aux qualifications et aux « compétences », ce qui rend de plus en plus illisibles les carrières des praticiens.

Les nouvelles conventions et les « plans-hôpitaux » vont se multiplier, menaçant tout le système :

« Chronique d'une mort annoncée. »

CHAPITRE VI

L'Hôpital

Les hôpitaux ont une triple mission de soins, de recherche et d'enseignement. Le parc hospitalier français compte 1200 hôpitaux pour une surface utile de 60 millions de mètres carrés. Son patrimoine comporte des logements dont 20 % restent inoccupés, ainsi que des forêts, des domaines fonciers, des vignobles qui sont le plus souvent mal gérés, voire vacants.

Au moyen-âge, les Hôtel-Dieu étaient installés au milieu des villes, cause de graves épidémies. Ce ne sont plus les hospices du XIXe siècle. On a développé de nouveaux hôpitaux en périphérie. On veut maintenant les réinstaller au milieu des villes, comme ce serait le cas avec le projet du nouveau CHU de l'île de Nantes qui regrouperait les deux sites de soins actuels de l'agglomération.

Si la loi du 21 décembre 1941 et son décret d'application en 1943 consacraient juridiquement l'hôpital comme un établissement sanitaire et social. L'occupation, la pénurie en médicaments, l'interdiction aux médecins juifs français d'exercer la médecine furent de graves obstacles à sa modernisation. Il faudra attendre l'arrivée des Américains avec la libération pour connaitre des progrès médicaux considérables qui permettront d'amorcer son évolution. La pénicilline, la transfusion sanguine compatible, l'anesthésie et la réanimation modernes datent de cette période.

Les CHU

En 1958, le général de Gaulle de retour au pouvoir eut la formidable volonté politique de hisser la recherche et les technologies françaises à leurs plus hauts niveaux. Il veut moderniser la France et crée parmi ses acquis les Centres Hospitaliers Universitaires.

À l'instigation de Robert Debré et de Jean Dausset, la réforme de la médecine qui porte leurs noms se concrétise par l'ordonnance du 30 décembre 1958, relative à la réforme de l'enseignement médical et au développement de la recherche médicale. Elle instaure la fusion de la faculté de médecine et de la clinique hospitalière au sein du CHU.

Le corps des Professeurs, Plein-temps Universitaires et Hospitaliers (PU-PH) est créé. Ces derniers devront assurer « du moins en théorie » la triple fonction de soins, d'enseignement et de recherche. Leur statut leur permet de recevoir une double rémunération hospitalière et universitaire.

Dans le même temps, sous la pression de Jean Bernard, Jean Hamburger, René Fauvert et Georges Mathé, est créé l'Institut national de la Santé et de la Recherche Médicale (INSERM).

Dix ans après c'est Mai 1968, la faculté de médecine de Paris éclate en treize entités. Les externes deviennent alors tous étudiants hospitaliers au prétexte d'un enseignement égalitaire, ce qui tirera en fait cette fonction vers le bas.

En 1974 la création des 21 régions sanitaires favorise les CHU qui vont être au nombre de 29. Certains vont hélas se développer en cannibalisant les cliniques privées voisines.

La Commission consultative médicale au sein des établissements devient la Commission médicale d'Établissement (CME) en juillet 1987.

Les « ordonnances Juppé » de 1995 et 96, les mises aux normes, les trente-cinq heures, comme on l'a vu précédemment vont bouleverser l'organisation hospitalière. Pour compenser la réduction du temps de travail, il faut créer 45 000 postes hospitaliers (!) Le surcoût des Récupérations du Temps de Travail (RTT) est estimé à 3,5 milliards d'euros. Malheureusement l'hôpital sur-administré n'est plus vraiment géré et va devenir un navire incontrôlable, promis à un naufrage annoncé.

En 2002, c'est l'Internat qui subit le même sort que l'Externat. Il est remplacé par un simple cursus (ECN) qui reçoit 100 % des étudiants en fin de cycle.

Les concours favorisaient un élitisme nécessaire à la qualité pour une grande médecine française, mais celle-ci était trop rebelle et les politiques « en coupant les têtes » ont pesé lourdement sur cette qualité que les autres pays nous enviaient.

Les plans-hôpitaux

Les plans-hôpitaux lui succèdent : 2002/2007/2012. La loi Hôpital, Santé, Patient, Territoires (HPST) de 2011, dite loi Bachelot, complète le dispositif de ces plans.

Elle est le prolongement du rapport du sénateur Gérard Larcher sur la réforme hospitalière de 2008. C'est cette loi qui prône les regroupements hospitaliers et la mutualisation des moyens dans en Communauté Hospitalière de Territoire (CHT) : elles seront au nombre de 300.

L'hypertrophie du domaine hospitalier va créer des monstres de plus de 100 000 mètres carrés qui ont peu à peu dévoré la majorité des cliniques privées. Les hôpitaux locaux de taille plus humaine concentrent alors leurs activités dans des soins de suite, de gériatrie ou sur des Services de Soins et de Réadaptation (SSR). Quant aux services de convalescents et des Établissements d'Hébergement pour Personnes Âgées Dépendantes, les EPHAD, ils ressemblent parfois plus à des mouroirs qu'à des hôpitaux.

Les grands hôpitaux sont coûteux et difficiles à gérer du fait de graves dysfonctionnements. L'éloignement de la population entraîne de plus un surcroît de dépenses en véhicules sanitaires de transport, sans parler du sous-effectif médical qui impose des attentes interminables aux urgences. Les dépenses explosent.

La nouvelle gouvernance renforce les pouvoirs exercés par le directeur d'hôpital. Le conseil d'administration est transformé en conseil de surveillance. Cette évolution va participer à la crise et à la socialisation étatique du système de santé.

Ces réalités n'empêchent pas des projets pharaoniques de voir le jour tel le nouvel hôpital sud-francilien (HSF) :110 000 mètres carrés. Il est encore plus gigantesque que les derniers nés que furent Strasbourg et Toulouse. Il regroupe l'offre de soins des hôpitaux Gilles de Corbeil-Essonnes, de Louise Michel d'Évry-Courcouronnes et Albert Calmette de Yerres.

Il comporte 1100 chambres et 26 blocs opératoires. Les malfaçons et les surcoûts de réalisation le rendent largement déficitaire avant même son ouverture. Le bail de partenariat public privé devait durer 30 ans.

Il prévoyait un loyer annuel indexé dont le coût annuel et la maintenance sont faramineux. Pour 2014 il devait être de 48 millions d'euros. Un accord forfaitaire a dû être conclu pour solder les paiements pour 80 millions d'euros.

L'hôpital sud-francilien reprendra à sa charge les coûts de maintenance. Comprenne qui pourra !

Les effectifs hospitaliers

La réforme de 1958 a permis de moderniser l'hôpital en créant le plein temps, mais l'a fait évoluer vers un système coûteux et sur-administré. Pour nombre de pathologies le résultat est souvent moins bon pour un coût plus élevé que dans les établissements privés. La pression sur le personnel infirmier pèse sur la disponibilité pour les soins compte tenu de toutes les obligations administratives

Le personnel hospitalier français compte plus d'un million deux cent mille salariés. Près de 40 % sont des personnels purement administratifs. L'absentéisme y est marqué avec 11 % des jours ouvrés, ce qui représente presque un mois par année d'activité. Les crédits affectés à leur remplacement représentent 5 % de la masse salariale.

On compte 100 000 médecins dont 6 000 PU-PH. Il faut ajouter 30 000 non titulaires. L'hémorragie médicale que représenta dans les années 70 le départ de nombre de Chefs-de-Clinique vers le privé, conséquence de plans de carrières peu lisibles, a obligé ces hôpitaux à recruter des médecins qui ne sont pas issus de cursus diplômant.

Pourtant, nombre de postes restent vacants en chirurgie et en anesthésie, car insuffisamment rémunérés face aux obligations.

Les pleins temps sont écartelés entre les tâches administratives, les réunions de Formation Médicale Continue (FMC) et celles de la Commission Médicale d'Établissement (CME).

Les congrès, la formation des internes, la présence et les communications dans les sociétés savantes sont incontournables, mais sont un poids, faute de temps, pour maintenir la qualité des soins.

La bonne marche des services et la gestion d'une clientèle privée compliquent encore un peu plus les emplois du temps et l'évolution de leurs carrières.

La nouvelle gouvernance

Le plan national de santé ne pourra pas changer cette donne sans une profonde réforme organisationnelle. Les plans successifs ont mal cerné cette véritable descente aux enfers.

La concentration des plateaux techniques, des spécialistes, les RTT, les luttes syndicales et le gigantisme hospitalier en sont les principales raisons en aggravant la pénurie dans de nombreuses régions.

Pendant ce temps les cliniques regroupées dans des chaînes se restructuraient. Ce recentrage hospitalier découle de la fausse bonne idée de la mutualisation des hommes et des plateaux techniques.

L'école de Rennes, devenue l'école des Hautes Études de Santé Publique participe à cette évolution néfaste qui permet à certains directeurs de faire des carrières plus brillantes lorsqu'ils sont à la tête de ces nouveaux monstres.

Les internes des hôpitaux

Ils ont dépassé le nombre de 26 000, ils ont été classés de façon aléatoire par l'Épreuve Classante nationale (ECN). Ils sont mis à contribution pour faire fonctionner les services, alors que les externes se limitent à s'occuper de la paperasse et du secrétariat administratif aux dépens de leur formation clinique.

Les Chefs-de-Clinique n'ont ni le temps ni parfois même les capacités pour les encadrer. Ils revendiquent en conséquence le repos compensateur, la prise en compte des journées de formation dans leur temps de travail. Il a fallu qu'ils se mettent en grève pour que le ministère de la santé commence à les écouter.

Les infirmières

Les infirmières sont devenues des étudiantes, en route vers un master, au prix d'un allongement de la durée de leurs études. Leur cursus devient de plus en plus théorique et les éloigne du contact avec les patients. On les hyperspécialise sans en faire pour autant des officiers de santé.

C'est ainsi qu'on a créé une spécialité avec les Infirmiers de Bloc Opératoire (IBODE) au prix de 18 mois d'école supplémentaire afin d'acquérir des connaissances en techniques de stérilisation, en procédures juridiques et des notions chirurgicales de base.

Ce cursus comporte 14 spécialités chirurgicales censées être acquises en 14 semaines, alors qu'un minimum de 3 mois est nécessaire à un étudiant en médecine après 5 ans d'études pour commencer à être efficace comme aide opératoire.

Les IBODE vont tomber de haut au contact des réalités du bloc comme en témoignent les plaintes actuelles de cette corporation.

Ils connaissent certes toute la théorie des procédures de qualité. Ils sont formatés aux référentiels multiples à appliquer pour obtenir les accréditations et satisfaire aux audits, mais ils sont bien mal préparés aux aides opératoires dans la pratique chirurgicale d'un bloc.

Les chirurgiens préfèrent se faire aider par des étudiants ou des médecins, de plus en plus souvent étrangers, qu'ils forment à leur exercice particulier, plutôt que de se voir imposer une aide incompétente. Ce psychodrame est induit par le syndrome scolaire qui forme des professionnels inadaptés au terrain.

Il en est de même pour les cadres infirmiers ou les jeunes directeurs d'hôpitaux.

Le déficit hospitalier

L'hôpital est plongé dans une véritable culture du déficit, financé par une dette qui a triplé en dix ans. En 2014 le déficit cumulé atteindra 30 milliards d'euros, soit quasiment 1,5 % du PIB.

En 2012, ce déficit avait très artificiellement régressé grâce à des reports de charges, diminuant en théorie de 450 millions à 150 millions d'euros. L'année suivante, il était de 400 millions d'euros, mais étonnamment le ministre de la santé affirme qu'en 2014 il repasserait endessous de la barre des 100 millions, alors que les comptes de nombreux CHU sont repassés dans le rouge.

À l'AP-HP, le dérapage est reparti de plus belle pour atteindre 100 millions d'euros en 2014. Les hôpitaux de Poissy et Saint-Germain-en-Laye, malgré leur fusion, présentaient en 2011 un déficit cumulé de 140 millions d'euros.

Ces hôpitaux devaient être reconstruits à Chambourcy. Claude Évin, ancien ministre de la santé, actuel directeur de l'ARS de l'Île-de-France, échaudé par le déficit, a préféré annuler ce projet. L'AP-HM de Marseille aurait versé des primes d'intéressement irrégulières pour 1,4 millions d'euros en 2010, selon la fédération hospitalière de France.

Le CHU d'Amiens a reçu 40 millions d'aides en deux ans pour un déficit de 450 millions d'euros. Nancy, Toulouse, Bordeaux, Clermont Ferrant sont dans la même situation.

L'hôpital reste source de dépenses et hélas d'inefficacité. Il n'assure, selon la Cour des Comptes, qu'un quart des soins pour un budget qui a atteint 45 % des dépenses en 2014.

Certains directeurs imprudents ont souscrit des emprunts toxiques auprès de banques comme Dexia, emprunts indexés sur un panier de monnaies et non à taux fixe. Les frais pour sortir de cet endettement se montent à plus de trois milliards d'euros.

L'anonymat, le caractère impersonnel des soins, la sélection d'accès aux soins en fonction de l'âge et de la gravité de la maladie sont la conséquence de ces mauvaises décisions.

Dans les années 90, le système de santé français était classé au premier rang mondial par l'OMS. Il faisait des envieux. Pour certains, la qualité de l'hôpital s'écroule depuis qu'on a voulu le gérer comme une entreprise, la guérison des malades reste-t-elle la priorité ?

En effet, la rentabilité, si elle n'est pas devenue l'objectif premier, pèse de plus en plus sur les choix compte tenu des déficits et des défauts organisationnels. À contrario en clinique, le malade est reçu et suivi sans délégation de tâche par celui qui va l'opérer.

L'esprit de Mai 68 s'est répandu dans tout l'hôpital au point de faire échapper les soignants et toutes les corporations au pouvoir du mandarin chef-de-service.

On a promis aux infirmières monts et merveilles : salaires, pouvoir quasi médical, master. Le tutoiement devient familier entre les médecins et le personnel au mépris du respect hiérarchique indispensable.

Le pouvoir politique et administratif devient le nouveau mandarinat qui remplace l'autorité des grands patrons. Des médecins connus, titrés, mais opposants à ces idées seront forcés de démissionner de l'hôpital à la suite de contrôles fiscaux diligentés par le pouvoir pour les en écarter et mieux les abattre.

L'immense patrimoine hospitalier est de même une gabegie de gestion. Nombre de ces biens sont issus de dons et legs : terres, vignes, forêts, immeubles d'habitations, manoirs, châteaux, théâtres et anciens bâtiments hospitaliers désaffectés.

L'idée de créer à la tête de ces communautés une nouvelle structure administrative avec un directoire et un conseil de surveillance a été une nouvelle usine à gaz. L'organisation en pôles est une vaste utopie. Les pilotes des structures hospitalières ne sont pas prêts à déléguer leurs pouvoirs pour donner aux pôles le niveau d'autonomie nécessaire. Personne ne veut des groupements de coopération hospitalière.

Les jeunes directeurs alignent des chiffres, sans aucune connaissance médicale et se permettent des remontrances sur l'activité des médecins :

« On a trop transfusé, posé trop de prothèses ! Vous dépassez l'enveloppe prévue ! »

Nos hôpitaux jouissent pourtant d'un personnel de qualité et même parfois d'exception, mais les liens sont cassés, l'équipe n'est plus soudée. Nombre de spécialistes performants sont partis, lassés par la tutelle administrative. De nouveaux départs se multiplient depuis quelques mois.

Les dysfonctionnements

Pendant une hospitalisation, les actes invasifs comme les poses de cathéter ou de sonde, les infections nosocomiales sont à l'origine du plus grand nombre d'évènements indésirables graves (EIG) évitables.

En ce qui concerne les admissions pour EIG, ce sont les médicaments qui sont pointés du doigt. Dans tous les cas, ces EIG apparaissent dans de mauvaises conditions de travail : pertes de temps, ruptures dans la continuité des soins, entorses au protocole et aux règles, mauvaise communication entre les professionnels.

Après le scandale du sang contaminé, de l'hormone de croissance, de la vache folle et la mauvaise analyse de la gravité de l'épidémie H1N1, on assiste à d'autres drames.

Les sur-irradiations, l'affaire du Médiator du laboratoire (français) Servier et des prothèses PIP sont des scandales qui ont fait la une de l'actualité.

Les raisons de ces anomalies, parfois frauduleuses, sont multiples : intérêts financiers suspects, malfaçons, tromperies, voire erreurs ou incompétence de certains technocrates incapables de reconnaître qu'ils se seraient trompés.

Les déclarations de matériaux vigilance tout comme celles de pharmaco vigilance sont obligatoires. Un professionnel de santé qui constate une telle anomalie dans l'exercice de son métier ou en salle d'opération est tenu par la loi de faire une déclaration écrite. Un défaut de déclaration est un délit passible de 3 ans de prison et de 45 000 euros d'amende. Pourtant, ces déclarations ne sont que peau de chagrin.

Pendant ce temps-là, les fermetures de cliniques privées se sont multipliées à raison d'une chaque semaine. Leur cahier des charges avec les mises aux normes s'est alourdi, sans que la convergence tarifaire avec l'hôpital ne soit au rendez-vous.

Le ministère veut stopper la convergence publique versus privé de la Tarification à l'Activité (T2A). Mais casser le thermomètre ne supprimera pas la fièvre.

« L'hôpital dépense trop. »

Les blocs opératoires

La durée moyenne des interventions dans les blocs hospitaliers est souvent trois fois plus longue qu'en clinique privée. Les délais d'attente, d'installation et la durée des interventions sont très importants par défaut d'organisation, mais aussi par manque d'expérience de certains praticiens en formation.

Les plannings des anesthésistes et des chirurgiens sont mal coordonnés dans nombre de CHU et on ne compte plus le nombre d'interventions reportées pour cette raison. Les conseils de surveillance de bloc essayent timidement de pallier ces dysfonctionnements.

A contrario, nombres de blocs de petits hôpitaux sont sous-utilisés : 80 % des actes chirurgicaux sont pratiqués dans 22 % des blocs opératoires. Une bonne centaine de blocs de petits hôpitaux ont une activité en dessous du seuil fixé par la Haute Autorité de Santé.

Dans nombre de petits hôpitaux, ce qui concerne 8 000 salles d'opérations, la moyenne était de moins de deux interventions par jour, soit moins de 2000 interventions par an... Cette activité trop faible entraîne un taux de complication qui peut atteindre 50 %.

La déclaration des accidents permettrait de mieux les prévenir, mais se heurte aux risques croissants de poursuites judiciaires. On peut mettre en exergue deux éléments majeurs dans les blocs opératoires : d'une part le chirurgien ne connaît pas toujours son opéré et d'autre part, la chaîne de soins présente des défaillances.

Le praticien n'est plus le chef d'un orchestre bien rodé face à son intervention. Si les protocoles tendent à rechercher la perfection avec la création de la check-list, la chaîne des soins aura du mal à les respecter par défaut organisationnel ou pénurie de personnel qualifié, formé et compétent.

Il y aurait une moyenne de 10 000 morts chaque année par accidents médicaux ou par affections nosocomiales.

L'enquête de l'association ASSPRO effectuée auprès de plus d'un millier de praticiens en plateaux techniques lourds (chirurgiens, anesthésistes, obstétriciens), montre que les spécialistes de bloc évaluent leur stress à un niveau huit sur une échelle de dix.

Ce stress des praticiens de bloc peut avoir de graves conséquences pour ces professionnels, comme les addictions. Le taux de suicide y est deux fois plus élevé que la moyenne nationale.

Chaque année on dénombre de 60 à 95 000 événements indésirables graves sur un total de 1,5 million d'interventions chirurgicales.

« Cherchez le maillon faible ».

Les urgences

La désorganisation des urgences et de la permanence des soins est la conséquence de cette évolution. Le nombre d'urgences hospitalières a doublé en l'espace de cinq ans, en partie à cause de la désertification médicale de la ville.

Il a dépassé le chiffre de 18 millions de passages par an et atteindra 20 millions en 2015. Le coût moyen par urgence est de plus de 250 euros selon la Cour des Comptes.

Les urgences sont devenues le monopole des… urgentistes, ce qui entraîne parfois de longs retards dans l'appel du chirurgien. Des catastrophes sont à la clef, tant en traumatologie qu'en chirurgie viscérale. Ces médecins urgentistes polyvalents sont parfois diplômés dans cette spécialité, mais ils sont rarement qualifiés en traumatologie ou en pathologie abdominale.

Dans une autre vie, le chirurgien libéral formé dans les assistances publiques et dans les CHU prenait en charge directement ces urgences sur simple appel téléphonique.

Les cliniques privées non agréées ne peuvent pas être rémunérées pour cette prise en charge. Les patients s'adressent alors à l'hôpital où les soins sont gratuits avec le tiers-payant généralisé.

Les praticiens libéraux, pour assurer les urgences dans le privé devront s'engager à pratiquer des tarifs sans complément d'honoraires pour tous les autres patients, ce qui n'est pas acceptable. Ils se mettront bientôt en grève pour protester.

Qui dans ces conditions demain acceptera d'assurer les gardes de chirurgie ? L'allègement des contraintes administratives des établissements privés permettrait de maintenir un réseau d'offres à larges mailles, ce qui soulagerait l'hôpital et permettrait de consacrer les chirurgiens hospitaliers à une véritable garde.

La réorganisation de l'hôpital n'a rien prévu dans le domaine de l'urgence. La garde lourde dans les ultras spécialités comme la neurochirurgie et la chirurgie polyvalente doit pouvoir accueillir les grands traumatismes et les drames civils. Comme les centres de SOS mains, elle devra se développer avec un centre par bassin de vie.

Beaucoup de nos CHU seraient dans l'incapacité de prendre en charge un afflux d'urgences en cas de catastrophe, faute de volonté organisationnelle. Dans un grand centre, la garde nécessite un minimum de dix chirurgiens pour l'assurer : quatre viscéraux, quatre orthopédistes, un vasculaire et un urologue. On ne compte plus le nombre de transferts vers le privé, faute d'équipes disponibles pendant ces gardes.

Centraliser ces urgences nécessiterait de regrouper dans une unité de lieu, des lits disponibles, des plateaux techniques et des équipes.

Cette centralisation est indispensable pour la réalisation de scanners, la surveillance de la réanimation et le traitement chirurgical éventuel toujours difficile.

De tels centres de traumatologie, les « *traumas centers* » pourraient s'inspirer de l'expérience des États-Unis, des Pays-Bas et de l'Allemagne. Ces centres lourds, polyvalents sont adaptés aux polytraumatisés et aux drames civils. Le « trauma système » de Grenoble et des Alpes du Nord a démontré son efficacité avec une baisse de moitié de la mortalité dans les accidents graves.

En région parisienne, l'Assistance Public, sous l'égide de Didier Houssin alors directeur de la politique médicale de l'APHP, a défini un centre de référence pour l'accueil des urgences traumatologiques vitales par groupements hospitaliers universitaires (GHU). Hors région parisienne, seules les capitales régionales disposent d'un tel équivalent, mais hélas l'unité de lieu pour gérer ces patients n'est pas toujours respectée.

La chirurgie ambulatoire

La France a commencé à rattraper son retard avec un taux moyen de 44 %. Le plan-hôpital 2012/2017 prévoyait son développement devenu une « priorité nationale ».

Largement développée en clinique elle est pourtant en retard à l'hôpital. De lourds investissements en restructuration et en personnels de pointe seront nécessaires, ils devraient entraîner à terme la fermeture de 40 % des lits de chirurgie.

Les chirurgiens du privé ont inventé et développé la cœlio-chirurgie. Grâce à cela, 60 % des actes de chirurgie se font en clinique, avec une activité ambulatoire parfaitement organisée. Le coût des actes chirurgicaux pratiqués y est inférieur en moyenne de près de 30 %. Ainsi une appendicectomie coûte en moyenne 1500 euros de plus à l'hôpital qu'en clinique privée.

La médecine et la chirurgie privées pourraient jouer un rôle fondamental pour participer à la formation des internes à cette chirurgie. L'expérience et la pratique sont fondamentales pour transmettre, mais le privé n'a pas pour fonction ni vocation d'enseigner aux internes, qui manquent ainsi de pratique.

L'AP-HP

L'administration générale de l'Assistance publique a été créée par la loi du 10 janvier 1849. Elle avait succédé au Conseil Général des Hospices de Paris. Son statut s'est rapproché de celui des autres hôpitaux publics avec une intégration progressive d'autres établissements.

Trois décrets de 1961 assimilaient l'AP-HP aux hôpitaux publics. Son statut a été modifié en 2011 à la suite de la loi HSPT. Le Directoire, le Conseil de surveillance et l'alternance politique vont perturber sa restructuration.

> *« Un hôpital pensé il y a quinze ans n'a aucune chance de correspondre aux bonnes pratiques de la santé moderne. »*
> *« Si on réfléchit au visage futur de l'AP-HP, nous devons envisager de reconfigurer la surface hospitalière et la réduire de moitié lors des quinze prochaines années. »*
> *« Aujourd'hui, les 38 établissements de l'AP-HP sont répartis sur une surface bien trop massive de trois millions de m^2. »*

Ces déclarations de l'ancienne directrice Mireille Faugère lors de son discours d'investiture avaient frappé de nombreux bons penseurs. Madame Faugère a depuis été remerciée et remplacée par Martin Hirsch.

Les hôpitaux de l'AP-HP sont rassemblés en douze groupes hospitaliers dont quatre GHU. Ce sont des centres de niveau A comparables aux *« traumas centers »* américains. Les plateaux techniques comprennent une imagerie médicale classique, une neuroradiologie et de la neurochirurgie.

L'AP-HP compte près de 100 000 salariés pour 20 000 médecins. Son déficit cumulé à ce jour serait de plus d'un milliard d'euros. Sa réforme est indispensable et devrait se dérouler sous la houlette de l'agence régionale de santé de l'Île-de-France avec Claude Évin.

L'effectif de l'AP-HP est supérieur de 44 % à celui observé en moyenne dans l'ensemble des hôpitaux pour la même part d'activité, mais le temps consacré aux soins y est plus faible du fait d'une multiplication des contraintes.

Le nombre de médecins présents pour les soins varie d'un à six au sein d'un même service. Sur une même semaine, le nombre de membres du personnel pour un même acte varie d'un à trois entre le privé et le public.

Les trente-huit hôpitaux de l'Assistance publique de Paris ont prescrit 40 % d'examens complémentaires de plus que la moyenne nationale. Une part importante de ces dépenses a été budgétisée sur les dépenses de ville, car pratiquée en dehors de l'hôpital. Cela fausse bien évidemment totalement les évaluations. La ville ne peut plus être la variable dont on « presse le citron » pour limiter les pertes liées au déficit hospitalier.

Le projet de regroupement de ces établissements en douze groupes de soins est la conséquence de son déficit chronique. Les bâtiments sont, pour un grand nombre, vétustes et trop dispersés.

Dans le cadre de la préparation du plan stratégique 2010-2014, le conseil exécutif de l'AP-HP, composé à parité de directeurs et de médecins, avait décidé la fermeture de plusieurs hôpitaux : la fusion des hôpitaux Bichat et Beaujon et la construction d'un hôpital moderne au nord du Grand Paris étaient programmées. Ces remaniements concernent également les hôpitaux Paul Brousse, Fernand-Widal, Lariboisière, Trousseau, Robert Debré et Necker.

Sur le site de Saint Vincent de Paul seront créés de nouveaux logements (dont 50 % sociaux), une crèche, une école, un gymnase et des commerces.

La fermeture des services d'hospitalisation de l'Hôtel-Dieu et le projet d'y transférer le siège de l'AP-HP situé actuellement Avenue Victoria ont été stoppés par la révolte des urgentistes. C'est un prétexte qui suffira à faire remplacer sa directrice Mireille Faugère par Martin Hirsch.

Conséquence des trente-cinq heures, l'AP-HP doit à ses agents l'équivalent de 2500 postes de personnels soignants en « jours de récupérations ».

C'est la quadrature du cercle, car elle devrait supprimer 1000 emplois de soignants, infirmières, aides-soignantes, secrétaires médicales et 150 postes de médecins, compte tenu des réformes envisagées, si elle voulait pouvoir équilibrer ses comptes.

Les soignants sont épuisés, le déséquilibre entre le nombre d'administratifs et de soignants est trop grand. Le personnel s'use face aux obligations administratives, à la traçabilité, aux référentiels, aux mises aux normes, aux principes de précautions et à l'accréditation, souvent illusoires pour la qualité. Les circulaires administratives multiplient des consignes qui se contredisent au fil des mois. Le patient ne sait plus ni qui le soigne, ni si le chirurgien qui va l'opérer est qualifié, accrédité, performant, voire même compétent

Les statuts hospitaliers

Depuis la réforme Debré, les statuts sont de plus en plus complexes, que ce soit pour les vacataires, les temps partiels, les titulaires, pleins temps, mono et bi appartenant. Certains praticiens bénéficient d'un double secteur à la fois public et privé, d'autres ne sont pas issus d'un « cursus hexagonal ».

La nouvelle gouvernance reste le talon d'Achille de l'hôpital. Elle complique une organisation déjà trop lourde, avec des luttes de pouvoir qui annoncent des conflits internes et avec les agences régionales de santé. Le départ de nombre de chefs de service en est la conséquence.

La surcharge de travail dans les spécialités lourdes comme l'anesthésie, la chirurgie, l'obstétrique, les urgences, explique ce « ras-le-bol » à l'hôpital.

Le retour de vrais chefs de service devrait être sérieusement envisagé comme dans l'ancien système. Ces patrons choisissaient leurs personnels et leurs élèves avec de véritables internes nommés par concours, et les anesthésistes étaient intégrés aux services de chirurgie au temps où nous avions la meilleure médecine du monde.

La moitié des internes en médecine générale se disent menacés par le « burn out », euphémisme du XXIe siècle qui ne signifie rien d'autre qu'un état dépressif. Ce sont plus de 50 heures de travail hebdomadaire pour beaucoup qui peuvent atteindre 90 heures pour un stage aux urgences et 100 heures en chirurgie.

La législation est pourtant claire : elle fixe les obligations de service de l'interne à onze demi-journées, dont deux consacrées à la formation, sans que la durée de travail puisse excéder 48 heures par semaine.

Cette limitation de la durée de travail instaurée par la loi est inapplicable, selon le porte-parole de l'Inter Syndicale nationale des Internes des Hôpitaux (ISNIH).

« Cela impliquerait des embauches et la réorganisation des services ! Quand un interne travaille comme un larbin près de cent heures par semaine pour faire tourner le service, c'est de l'esclavage et c'est dangereux.
Il n'y a aucune raison pour que les internes fassent plus que ce que la législation exige ! » s'indigne-t-il.

Le repos de sécurité instauré n'est pas respecté. Les hôpitaux comptent de plus en plus sur les vacataires, les temps partiels et les internes pour assurer la permanence des soins.

Nos jeunes médecins sont lassés par la pression qui pèse sur eux avec un avenir incertain.

Ce sera donc la grève !

Les hôpitaux militaires

Le Service de Santé des Armées (SSA) comprend neuf Hôpitaux d'Instruction des Armées (HIA) répartis sur le territoire. Leurs chirurgiens doivent être spécialisés et posséder des diplômes semblables à ceux de leurs collègues civils.

Les jeunes chirurgiens militaires suivent un cursus identique, effectuent des stages en milieu militaire et civil et passent les mêmes diplômes.

Le SSA a également besoin que certains de ces chirurgiens puissent être déployés en Opération Extérieure (OPEX) pour servir dans les Formations Sanitaires de Campagne (FSC).

Une formation polyvalente est dispensée par l'ESSA, alors que la chirurgie civile n'a toujours pas fait cette évolution. Ces personnels se sont distingués en Afghanistan, au Tchad et au Mali, apportant leurs compétences à la fois aux militaires et aux populations civiles.

Nombre d'entre eux retourneront à la vie civile, car certains de ces hôpitaux comme celui du Val-de-Grâce vont fermer faute d'activité suffisante.

La fable des rameurs connue sous le titre de « la course d'aviron de l'hôpital et de la clinique », éclaire parfaitement ce contraste entre l'activité libérale et l'activité hospitalière.

Les manageurs et la CME de l'hôpital se réunissent pour analyser les critères nécessaires au succès de cette course. Un groupe d'audit constitué de seniors manageurs recrutés à la grande École nationale d'Aviron (ENA) conclut qu'une bonne équipe doit comprendre un ratio de un barreur pour six rameurs, un surveillant, un entraîneur et un directeur.

Le directeur après consultation du directoire et du conseil de surveillance décide de s'allouer les services d'un cabinet de consultants. Comme personne ne veut devenir rameur, il est décidé de créer des postes d'assistants rameurs et d'acheter un simulateur pour l'entraînement.

Une première course a lieu. La clinique qui s'est entraînée en temps réel gagne avec deux kilomètres d'avance. Le chef de pôle décide de créer une spécialité de manœuvrier général conséquence de la réforme du LMDTT (Laisse-Moi Dormir Tout le Temps) et de consultants spécialisés avec une prime d'un euro par course.

L'agence régionale de santé, la direction de l'hôpital, le directoire et le conseil de surveillance récompensent les barreurs manageurs en leur donnant le prix de l'organisation. Leur objectif sera d'accréditer une nouvelle stratégie, en conformité avec les indicateurs de traçabilité, dans le cadre du réseau sécurisé de compétences et de contrôles randomisés de la qualité des protocoles. Les courses se dérouleront avec handicaps. La clinique ne pourra désormais courir qu'avec des barreurs assujettis aux trente-cinq heures et sans avoir le droit de les remplacer par des non diplômés non titulaires en cas de RTT.

Une check-list « zéro défaut » sera imposée à tous les candidats avant de les recruter. Aucun ne pourra satisfaire à ces critères dans l'équipe de l'hôpital, ce qui obligera de créer une mission pour aller recruter des manchots en terre Adélie.

La Haute Autorité des Statistiques et le Conseil national des Courses réuniront des États Généraux qui préconiseront de faire des Courses à Handicaps Universels (CHU) avec la triple mission de former, soigner et rechercher des nouveaux rameurs grâce à une Épreuve de concours national (ECN). Compte tenu de la pénurie du nombre de concurrents, tous les candidats seront reçus.

Moralité : Rien ne sert de ramer quand on est dans une mauvaise barque, menée par de mauvais conseillers.

DEUXIÈME PARTIE

L'époque contemporaine

« L'expérience est une bougie qui n'éclaire que celui qui la porte. »

Confucius

Nos réformateurs n'ont pas pris conscience que le pacte social, avait coupé décideurs et médecins hospitaliers des réalités. Depuis le plein temps, la médecine hospitalière est devenue un monde qui vit au rythme de la contestation, des RTT et du repos compensateur.

La haute administration des tutelles, les conseillers de l'ENA ou de la HESP n'écoutent pas les médecins de terrain.

Les obligations administratives éloignent le médecin du patient et la pénurie menace les spécialités les plus lourdes. La marche vers l'étatisation du système de santé et de soins s'accélère.

Les listes d'attentes et les accidents thérapeutiques en sont la rançon.

Don't act !

CHAPITRE I

L'étatisation de la santé

« Madame Marisol Touraine, vos prédécesseurs avaient tort, mais cela ne vous donne pas pour autant raison. »

Ce cri des médecins n'est pas entendu.

Au prétexte de faciliter l'accès aux soins pour tous, l'État étend sa tutelle sur la médecine libérale. La revalorisation du paiement à l'acte en médecine libérale devrait être le corollaire de la simplification administrative. On en est loin et les déficits continuent d'exploser tandis que ce développent des déserts médicaux, nombre de médecins généralistes dévissant leurs plaques avant l'heure.

La France copie ainsi un système qui a pourtant été testé en Grande-Bretagne : échec total, aboutissant outre-manche à une véritable médecine à deux vitesses où seul l'argent permet un accès aisé et rapide aux soins. Les tutelles, l'université, les collèges de spécialités et l'hôpital brident un peu plus un système au bord du gouffre avec de mauvaises réformes, sans que les économies soient au rendez-vous.

Les sophistes qui conseillent les ministères ont gardé intactes les idées de Mai 68. Les médecins se sont transformés, pour bon nombre d'hospitaliers, en fonctionnaires contrôlés par la haute administration.

Le monde médical est désormais coupé en deux. Les médecins de ville voient les contraintes s'accumuler. Les chirurgiens libéraux, avec les mises aux normes et les accréditations, perdent peu à peu leur indépendance sous les oukases des collèges et des mesures légales contraignantes.

Stopper l'assistanat ?

La loi sur la protection des malades de 2002 entraîne une hyper judiciarisation qui a multiplié les procédures d'indemnisations des patients. Elle a créé les Commissions Régionales de Conciliation et d'Indemnisation (CRCI).

Les victimes d'accidents médicaux peuvent y recourir gratuitement sans l'assistance d'un avocat. La gratuité de ce système entraîne derechef des effets pervers qui multiplient les procédures.

Les plaignants ont en effet la possibilité de mettre en cause la responsabilité d'un médecin, sans avoir à en payer les conséquences quand le dossier est finalement rejeté.

Malgré la création de l'Office national d'Indemnisation des Accidents Médicaux (ONIAM), le coût excessif de l'assurance en responsabilité civile professionnelle (RCP) n'a pas pour autant été freiné. Elle peut atteindre un coût annuel de plus de 30 000 euros et même atteindre 100 000 euros pour certains chirurgiens en fin de la carrière.

Si le praticien est accrédité, l'État participe pour une somme qui ne peut dépasser 7000 euros. La suppression de l'action récursoire de l'ONIAM contre le médecin aurait dû entrer en application en 2013. Ainsi la complexification de l'exercice et l'augmentation des charges le poussent vers l'arrêt définitif de son exercice professionnel.

Pour stopper cette dérive, il suffirait, comme dans les pays nordiques, de rendre obligatoire par l'usager la souscription d'une assurance. Revenir à la notion de faute ou mutualiser le risque serait une autre piste à suivre. En effet, la répartition des dépenses de soins doit trouver un nouvel équilibre entre la responsabilité personnelle, les complémentaires et la solidarité nationale.

La France échappe encore aux dérives judiciaires observées aux États-Unis, mais avec la facilité des procédures d'indemnisation, la pénurie menace les spécialités lourdes, car nos jeunes médecins s'en détournent.

De l'autre côté de l'Atlantique, tout se passe devant les tribunaux. Pour chaque affaire, les avocats doivent engager d'importants frais d'enquête et d'expertise qui rognent leurs honoraires. Si au bout de la procédure, les indemnités sont trop faibles, le jeu n'en vaut plus la chandelle. Presque aucun n'accepte d'affaire dans laquelle le dommage est estimé à moins de 50 000 dollars soient 36 000 euros. Plus de la moitié refusent les dossiers pesant moins de 250 000 dollars, mais qui dit « pas d'avocat dit aussi pas d'indemnisation ».

La T2A

Le recours abusif à l'emprunt a triplé la dette des hôpitaux publics. Elle a atteint comme on l'a vu plus de 30 milliards en 2014. L'hôpital restera longtemps encore peu efficient et dépensier s'il n'y a pas une véritable révolution. Comme on ne pourra pas revenir en arrière avant une dizaine d'années, car cette lourde machinerie a été lancée, ce sont les petits hôpitaux et les cliniques privées qui sont être sacrifiés. La prise en charge des accouchements par l'hôpital, avec l'arrêt d'activité de 1500 obstétriciens, a entraîné un surcoût des dépenses évalué à 400 millions d'euros par an.

Du budget global qui dotait les établissements chaque année sans tenir compte de leur activité réelle, on passe à la tarification à l'activité (T2A). Celle-ci rémunère les établissements en fonction de leur activité, mais avec une enveloppe financière nationale qui reste globale. La T2A devient brutalement en 2007 la seule source de financement pour les activités de courts et moyens séjours des établissements publics de santé (EPS). Or, les tarifs établis par l'état pour certains actes médicaux sont sous-évalués et ont plongé l'ensemble des EPS dans des déficits massifs.

L'hôpital public doit ainsi assumer des activités qui lui coûtent plus qu'elles ne lui rapportent. Le système hospitalier français fonctionne ainsi depuis sa mise en place avec des objectifs contradictoires.

L'hôpital doit fournir plus de qualité des soins, plus de sécurité, plus d'offres de soins, mais en souffrant de plus de contraintes budgétaires. Cela va le conduire à diminuer les actes prescrits pour les soins effectués au domicile des patients et contribuer à les hospitaliser à nouveau pour des soins mineurs qui se faisaient auparavant à domicile.

L'augmentation artificielle de l'activité des services hospitaliers est due en partie à ce paradoxe. Certains patients sont hospitalisés pour des pansements ou des perfusions, voire même en consultation externe dans les services d'urgence pour une ablation de fils de sutures.

La loi HSPT

Conséquence directe du rapport Larcher, la loi HPST (2011) a été influencée par le courant politique de l'UMP, en particulier par les conseillers en charge comme Philippe Juvin. Les ministres de la Santé se sont succédé : Xavier Bertrand et Roseline Bachelot, visiblement aussi antilibéraux que Marisol Touraine. Les plans-hôpitaux se sont empilés, mais ils asphyxient les équipes de soins et creusent les déficits. Contrairement à ce que dit la loi, il faudrait restructurer, fermer des lits aigus et simplifier les administrations.

Les monstres hospitaliers ont absorbés l'essentiel des budgets. Les gabegies, les erreurs de gestion de leur administration, n'en déplaise à la Fédération Hospitalière de France, pourraient si elles étaient corrigées, permettre 5 milliards d'économies. Il faudra fermer des milliers de lits aigus afin de favoriser le développement de la chirurgie ambulatoire.

Les Agences Régionales de Santé (ARS) sont de nouvelles usines à gaz qui ne s'accompagnent pas d'une diminution drastique des personnels administratifs. Les ARS ne peuvent avoir un intérêt que si l'on mutualisait en leur sein l'ensemble des structures pour diminuer ce surnombre.

Ce serait une première puisque la loi de décentralisation de Gaston Deferre en 1982 avait entraîné l'effet inverse. L'administration et l'État ont été incapables de supprimer les doublets administratifs. Serait-ce du protectorat administratif volontaire et politique ?

Les avenants conventionnels accélèrent encore la voie vers l'étatisation de la médecine. Ils ont abouti à la convention de 2013, inspirée du *National Health Service*.

L'hôpital a été, et continue donc d'être le centre d'intérêt de tous nos ministres de la santé, mais reste pour autant coûteux et peu efficient. Les conseillers gardent le même mode de pensée qui est d'encadrer la médecine pour tenter de maintenir « dans les clous » les dépenses par des contraintes, ce que tout un chacun sait être absurde.

La nouvelle convention médicale

La nouvelle convention de 2011 a été adoptée par certains syndicats, mais est critiquée par les plus libéraux, le Conseil national de l'Ordre et les trois quarts des médecins eux-mêmes. Le texte a pour but de limiter les Dépassements d'Honoraires (DP) pour les médecins des secteurs I et II et d'augmenter une accessibilité aux soins. Le DP est plafonné à 150 % du tarif opposable. Il est assorti d'avantages sociaux pour les signataires, mais ils seront en contrepartie fiscalisés.

Cette nouvelle convention, suivie par le pacte national de santé, a attisé la révolte des soignants. Ces derniers ont créé le « *Collectif de Mars* », association de défense de la médecine libérale qui avait appelé à une grève, elle avait été très suivie par les professionnels de santé en 2014.

Ce collectif regroupe, entre autres, les cliniques spécialisées en médecine, chirurgie et obstétrique, les médecins généralistes libéraux, les chirurgiens, les radiologues, les biologistes. Il a été bien vite rejoint par les infirmiers et les sages-femmes.

Une nouvelle grève sine die avait été annoncée par les cliniques privées pour le 5 janvier 2015. Un accord passé par-dessus la tête des spécialistes médicaux a été trouvé avec la ministre.

Rien n'est acquis, car par civisme les médecins solidaires avec la Nation ont suspendu à titre provisoire leurs actions de protestations. Ce mouvement a repris le 5 février pour peser sur la Loi Santé, elle devrait être votée avec certains amendements dont on ne connaît pas la teneur quand cet ouvrage paraîtra.

Les honoraires des médecins sont de plus en plus encadrés. Les contraintes ont fait repartir la contestation. Des contrats d'assurances spécifiques qui intégreront avec un plafond le remboursement des dépassements d'honoraires, permettraient de solvabiliser le reste à charge. C'est la voie qui semblait avoir été choisie avec les complémentaires santés. Mais celles-ci concerneront exclusivement les médecins ayant signé l'avenant de modération, plafonné par la Convention.

Le plafonnement est fixé trop bas, il aurait fallu créer des contrats plus larges pour les spécialités lourdes que sont la chirurgie, l'anesthésie, l'obstétrique Les lobbies ont pesé lourdement sur ces choix.

Les patrons ne veulent pas que les tarifs des mutuelles d'entreprises explosent. L'État s'entête à vouloir copier des systèmes qui ont échoué.

Le paiement à l'acte est considéré, à tort, comme inflationniste. Le projet d'encadrement du secteur II et le plafonnement du droit à dépassement avaient déjà été proposés par le Sénat. Le rapport du député Bur (UMP) qui en était l'instigateur a été repris par le nouveau gouvernement. L'augmentation des charges d'exercice professionnel en libéral est devenue telle que la facturation de dépassements est une obligation économique. Un médecin est payé deux fois moins qu'un vétérinaire, trois fois moins qu'un ostéopathe ou même qu'un… plombier.

Il suffit de comparer les chiffres réels de ces dépassements à d'autres dépenses pour démontrer leur modicité. Le montant total des DP des chirurgiens a été évalué par l'Inspection générale des affaires sociales (IGAS).

Il serait d'un milliard, soit 10 % des honoraires en moyenne. En comparaison, ce montant est largement inférieur aux dépenses en produits de beauté et à peine égal à la moitié de celles de nos enfants en jeux électroniques.

Les quelques excès sont ceux des secteurs non conventionnés ou de quelques ténors hospitaliers auxquels s'adressent certains VIP aux revenus largement supérieurs.

Le P4P

Le mode de Paiement à la Performance (P4P) a institué une prime modulable. Elle est plafonnée à un maximum de 9000 euros pour les médecins qui atteindraient les objectifs fixés par l'État pour le contrôle des pathologies chroniques comme l'hypertension artérielle ou le du diabète. Il est inspiré du système anglais, alors que ce système a constaté son échec et a entrepris de le réformer.

Il a été réactualisé en 2014 sous le nom de Rémunération sur Objectifs de Santé publique (ROSP). Il prévoit des majorations forfaitaires minimes sur les actes cliniques pour les patients âgés de plus de 85 ans ainsi que pour les actes concernant les grands prématurés en pédiatrie.

Selon l'assurance-maladie, 75 000 médecins auraient touché une prime moyenne de 3476 euros en 2012. En 2013, ce sont 85000 médecins libéraux qui en ont bénéficié et touché une prime moyenne de 4000 euros.

La Caisse nationale d'Assurance Maladie (CNAM) économise au passage les 74 millions d'euros du Contrat d'Amélioration des Pratiques individuelles (CAPI).

Le coût du dispositif est important, car avec un minimum de discipline et sans pour autant améliorer la qualité des soins, la majorité des médecins toucheront ces primes.

La compétence n'est pas récompensée. Attirée par « la carotte », la quasi-totalité des médecins anglais a décroché le maximum de points pour cet indicateur en vigueur et perçu leur prime. En France si la moyenne n'est que de 4500 euros, c'est au prix d'une grosse surcharge administrative et donc au détriment du temps disponible pour les soins.

Des chercheurs australiens ont étudié les effets du P4P dans des pays ayant plusieurs années de recul. Leur conclusion est nuancée : il n'améliore pas nécessairement la qualité des soins.

Pire, il semble souvent s'avérer contre-productif, argument majeur des opposants à la réforme dans l'Hexagone.

Le CAS

L'entrée en vigueur du Contrat d'Accès aux Soins (CAS) se fera sur la base du volontariat. Il concerne les nouveaux médecins installés et ceux du secteur II. Les spécialistes du secteur I qui avaient les titres requis pourront enfin accéder au secteur II.

Une des conditions pour pouvoir souscrire à ce contrat est de s'engager à ne pas dépasser un taux moyen de

100 % de dépassement d'honoraires, tout en continuant à soigner au tarif opposable les titulaires de la Couverture médicale universelle (CMU).

Les complémentaires seront réservées aux malades qui choisiront un médecin ayant signé le CAS. C'est une menace pour la médecine libérale conventionnée qui annonce à terme une médecine à deux vitesses.

Le parcours de soins

Le parcours de soins aurait pu s'appeler le « parcours du combattant » tant il est complexe. Il modifie l'indépendance du spécialiste qui doit plaire au médecin traitant pour se voir adresser des patients, sur des critères qui ne sont pas forcément médicaux.

Il devrait être réservé aux patients en Affection de Longue Durée (ALD) ou bénéficiaires de la CMU, avec contrôle très strict. Cela représente plus de 11 millions de patients, pour un budget qui dépasse 45 % des remboursements de soins. Mais une question hante le corps médical : qu'en sera-t-il lorsque leur nombre aura doublé et que le tiers payant sera généralisé ?

Le pacte de confiance

Édouard Couty, président de la Fédération Hospitalière de France (FHF), conseiller maître honoraire à la Cour des Comptes a émis quatre axes de propositions :

1. Réaffirmer et reconstruire le service public hospitalier centré sur le parcours du patient.
2. Ajuster les modes de financement.
3. Établir dans l'hôpital des conditions d'organisation et de fonctionnement équilibrés.
4. Conforter avec l'État et avec les ARS des relations basées sur une plus grande confiance.

Si les titres de Monsieur Couty et sa formation sont éloquents, ses propositions ne sont hélas qu'une coquille vide.

Ce sont des vœux pieux avec un alourdissement du poids administratif.

Le nouveau projet de loi santé de 2014 entraîne ainsi une levée de boucliers avec grève des Internes, des praticiens libéraux et des cliniques privées. 2015 verra sa mise en œuvre si la mobilisation des acteurs de santé ne fait pas reculer le gouvernement. La contestation a redémarré le 5 février 2015 alors que les émotions des drames de janvier sont un peu retombées.

Il n'y a aucun consensus national concernant la politique économique, sociale et sécuritaire de notre pays. La révolte des soignants va enfler jusqu'aux élections du printemps, car le point de non-retour est atteint.

La loi santé en préparation ne peut pas être acceptée en l'état.

Le collectif de Mars et toutes les corporations des soignants vont peser sur les décisions. Marisol Touraine va-t-elle être désavouée ?

CHAPITRE II

État des lieux du système de soins

« Il y a deux choix de base dans la vie, accepter les choses telles qu'elles sont ou accepter la responsabilité de les changer. »
Denis Waitley

On veut tendre vers une médecine « zéro défaut », totalement encadrée. Pourtant les accidents médicamenteux, de radiothérapie, et les retards diagnostics se sont multipliés. Le nombre insuffisant de personnels spécialisés ou correctement formés en est la cause.

La traçabilité impose la répétition des transmissions qui deviennent autant de tâches automatiques. On multiplie les erreurs quand on recopie des fiches de prescriptions sans prendre le temps d'une réflexion minimum ou sans les avoir comprises. Combien de médicaments prescrits pour la prise du matin ont-ils été redistribués le midi et/ou le soir, car recopiés par erreur sur la feuille de soins.

On accrédite les chirurgiens, mais on est incapable de dire s'ils seront compétents et bien formés. On supprime la spécialité de chirurgien généraliste dont un grand nombre assurait les urgences. On crée alors celle d'urgentiste polyvalent, spécialité qui sera le plus souvent peu à l'aise en pathologie chirurgicale.

La médecine générale est devenue une spécialité, au prix d'un Internat prolongé, ce qui aggrave encore la pénurie en médecins généralistes et la désertification médicale. En effet, devenus spécialistes, ils exerceront une sous-spécialité mieux rémunérée ou préfèreront rester à l'hôpital ; près de 90 % des étudiants reconnaissent souhaiter un salariat.

Les quotas en cancérologie empêchent des chirurgiens compétents d'opérer en dehors des centres accrédités. Cela favorisera à contrario des opérateurs de qualités diverses, plus ou moins formés, qui pourront opérer ces patients dans les centres autorisés.

« Une goutte d'eau versée dans le désert s'évapore. »

Les revenus de certains grands pontes hospitaliers, considérés comme excessifs, sont l'arbre qui cache la forêt. Ils sont le prétexte pour critiquer le secteur libéral et la chirurgie de ville. Le consumérisme et les lois sur la protection des malades ont bouleversé l'exercice de la médecine avec une inflation des obligations, sans contrepartie financière. Ils n'ont fait que détériorer un peu plus la qualité des soins et rendre moins accessible la médecine de proximité.

La médecine doit sortir de l'emprise des tutelles, cette machine qui accomplit la tâche ruineuse pour laquelle elle a été mise en place. Elle développe ses systèmes sans se rendre compte qu'elle stérilise la médecine. Il faudrait simplifier ce maquis administratif et réformer l'ensemble du cursus des études médicales.

Les études médicales

Les études médicales n'ont pas été réellement réformées depuis la suppression des concours de l'Externat en 1968 et de l'Internat en 2002. Le mérite n'est plus récompensé, cela décourage l'élitisme et oriente les étudiants vers les carrières médicales les moins contraignantes ou les plus rémunératrices.

La PACES

C'est la première Année Commune aux Études de Santé. L'accès en faculté reste libre avec près de 60 000 étudiants inscrits en première année. Le numerus clausus impose ensuite une sélection draconienne, tout en ayant porté à 7 500 le nombre de places en seconde année. Cette sélection qui ne fait pas appel au raisonnement, élimine les plus hauts quotients intellectuels, comme le montre une étude rigoureuse du ministère des universités menée chez les recalés. C'est un gâchis avec 12 à 17 % de reçus selon les facultés.

L'augmentation du numerus clausus est dérisoire si on la compare à l'inversion monumentale de la sex-ratio des étudiants de première année. La très grande majorité de nos futurs lauréats seront de sexe féminin. Nos consœurs sont certes tout aussi compétentes que leurs homologues masculins, mais beaucoup moins enclines à s'installer en libéral. Le salariat qui en est le corollaire, diminuera le temps consacré aux soins.

Par ailleurs, l'absentéisme lors des stages hospitaliers, dans le but de mieux préparer l'Examen national classant (ENC) détourne l'étudiant d'une réelle formation clinique. Conséquence directe du numerus clausus : plus de 20 000 étudiants français sont partis ces dernières années faire leurs études à l'étranger : Belgique, Bulgarie, Roumanie et plus récemment en Espagne, cette dernière ayant instauré un système de formation continue sans examen sélectif.

La question est de savoir combien reviendront s'installer en France dans une profession martyrisée et exsangue. La réforme de la PACES est actée, commencée en 2011 elle devra évoluer rapidement pour répondre à ces contradictions.

Un étudiant en médecine revient à plus de 20 000 euros chaque année. L'entrée en faculté de médecine devrait être limitée tout en séparant d'emblée le médical et le paramédical, mais l'égalitarisme et le droit à l'accès libre en faculté ne le permettent pas. La diminution du nombre d'étudiants en première année pourrait générer de substantielles économies et même permettre de fermer certaines facultés. Cela permettrait de dégager des budgets pour améliorer la formation en cinquième et sixième année. La Création d'un super Externat correctement rémunéré permettrait de mieux préparer les futurs spécialistes.

L'ECN

La sélection a été faite au début des études médicales sur des critères qui ne permettent bien évidemment pas de savoir si elle donnera de bons praticiens. Elle n'existe plus ensuite, il suffit d'être patient, même en « séchant » certains stages.

Paradoxe, l'examen final national n'est que classant (ECN). Il offre plus de places qu'il n'y a de candidats puisque 600 postes de médecine générale ne sont pas pourvus depuis plusieurs années. Une mauvaise note n'empêche pas d'être interne : une insulte au bon sens.

Nombre d'étudiants préfèrent redoubler une année plutôt que de choisir une spécialité ou une ville de faculté qui ne leur conviendrait pas. La réforme prévoit d'obliger l'étudiant à commencer son cursus en ayant le droit de repasser l'ECN l'année suivante pour un meilleur choix. L'informatisation sur tablettes de l'examen, ne changera pas la situation. Il faudrait le régionaliser ou purement le supprimer.

> *« Il est quelque chose de pire que de n'avoir pas réussi, c'est de n'avoir pas essayé. »*
>
> Pythagore

Quels sont les trois objectifs de la réforme en cours ?

1. L'efficacité de la formation : à la fin de son cursus l'étudiant doit avoir un diplôme d'études spécialisé qui correspond au métier qu'il exercera.
2. La mise en place de quotas pour les filières hyperspécialisées : elle est proposée afin de faire correspondre le nombre de spécialistes aux besoins.
3. Les diplômes délivrés par l'état français : ils doivent correspondre aux disciplines reconnues sur le plan européen. Ce n'est pas actuellement le cas pour la spécialité de chirurgie générale qui a été supprimée.

La spécialité de médecine générale avec un Internat obligatoire a allongé la durée de formation. Devenus spécialistes, ses étudiants devront faire un post-Internat pour avoir droit d'accès au secteur II.

Le post-Internat

Le post-Internat a commencé sa mue dès 2011. Les acteurs concernés aux ministères de la Santé et de l'Enseignement supérieur, les étudiants, les internes et les doyens ne s'entendent pas encore sur tous les points de cette réforme.

Aujourd'hui, les internes qui souhaitent se lancer dans une carrière hospitalo-universitaire se partagent 7000 postes de post-Internat. Dans quelques années, si rien ne bouge, une foire d'empoigne s'annonce sous l'effet du relâchement du numerus clausus puisque les candidats vont se multiplier.

C'est en partie pour résoudre cette quadrature du cercle qu'a été instituée il y a deux ans la Commission nationale de l'Internat et du Post-Internat (CNIPI).

En attendant que tous les violons s'accordent sur les modalités de cette révolution, les conclusions de la mission conjointe de l'IGAS et de l'IGAENR ont été versées au dossier.

Pourquoi un interne fait-il le choix d'un post internat ? Pour acquérir une autonomie d'exercice, pour compléter sa formation, pour accéder à une carrière universitaire, pour ménager des possibilités de carrière ou par peur de l'installation ...?

Les acteurs du post-Internat sont à la fois un maillon, pour les soins, l'enseignement et la recherche. Le statut de Chef-de-Clinique assistant est hospitalo-universitaire, mais ce sont des postes non-titulaires dont la durée est limitée. Des enseignants chercheurs doivent être conservés pour former les nombreux internes de demain.

La CNIPI propose que ces postes soient situés après le DES. Elle propose de fixer la durée du Clinicat à quatre ans au lieu de deux ans renouvelable une fois.

Le statut unique de titulaire en début de carrière à l'hôpital pourrait être celui de praticien hospitalier contractuel. Ces postes seraient ainsi la seule voie d'accès à la carrière hospitalo-universitaire. Il est nécessaire de revoir la durée de contrats des praticiens hospitaliers contractuels pour rendre ce statut moins précaire dans le temps.

Les Chefs-de-Clinique assistants sont autour de 3600, ce qui est beaucoup comparé aux effectifs des Professeurs universitaires, des Praticiens Hospitaliers (PU-PH), moins de 4000 postes, et des Maitres de Conférence universitaires Praticiens Hospitaliers (MCU-PH) qui ne sont que 1700.

La question de la sacralisation du Clinicat est posée. La mission propose une refonte du post-Internat dont elle estime qu'elle doit passer par un Internat densifié, avec l'instauration d'une année d'Internat senior pour tous avant le Diplôme d'Études spécialisées (DES). Cette formule signifierait la fin du Clinicat et demanderait la définition d'un nouveau mode d'accès à la filière universitaire.

En attendant que la réforme prenne corps, les inspections proposent des mesures de court terme, comme l'installation au niveau régional de cellules de pilotage du post-Internat et un redéploiement des postes de chefs de clinique.

D'autres mesures sont spécifiques à la médecine générale, comme la création d'un DES d'urgence, l'augmentation du nombre de postes de Chef-de-Clinique universitaire de Médecine Générale (CCU-MG) ou l'organisation de la recherche en soins primaires.

Le gouvernement a ouvert près de 7000 postes d'Internat pour la rentrée universitaire 2014, soit 10 % de plus que l'année précédente. La médecine générale a bénéficié du plus fort contingent d'internes et les spécialités médicales ont eu une augmentation plus importante que la moyenne. Avec 86 postes, la biologie médicale connaît la plus forte hausse d'effectifs.

Les spécialités chirurgicales, quant-à-elles, subissent une légère baisse : moins 2 % ; la psychiatrie et la pédiatrie augmentent modérément. L'anesthésie-réanimation et la gynécologie obstétrique ont une évolution sensiblement proche de la hausse générale tandis que la gynécologie médicale est en léger recul.

Un étudiant qui choisira une spécialité médicale devra faire un pré choix de son DES qu'il confirmera deux ans plus tard. Les internes qui opteraient pour une voie chirurgicale devront préciser vers quelles spécialités ils veulent s'orienter.

Les ministères de la Santé et de l'Enseignement supérieur ont approuvé une répartition quinquennale des postes d'Internat. Celle-ci prévoit une montée en charge des internes en formation.

Ces chiffres montrent l'enjeu qui attend les pouvoirs publics puisque ce ne sont pas moins de 38 500 internes qui devront être formés. La mise en place d'un filtre à la fin de la première année d'Internat, qui est commune à toutes les spécialités chirurgicales, devrait permettre de réorienter les étudiants à qui cette filière ne conviendrait pas.

Le DES

Les premiers internes concernés par la réforme devraient être ceux de la promotion 2014. Avec cette hyper spécialisation, nos spécialités sont différentes de celles des autres pays européens et présentent de graves lacunes pour assurer la continuité des soins à l'hôpital.

Les internes en médecine considèrent que leur DES devrait être porté à quatre ans, alors qu'il serait préférable au contraire de le raccourcir. Il faudrait plus de stages pratiques en ville en cinquième et sixième années.

Une spécialité de médecine aigüe comme celle *d'Acute Care Surgery* (ACS) développée aux États-Unis devrait être crée pour faciliter la prise en charge libérale des urgences. Elle comprend de la traumatologie et de la chirurgie d'urgence,

La commission nationale de l'Internat et du post-Internat propose d'intégrer durant le troisième cycle des études médicales une période de mise en responsabilité, sous la forme d'un statut d'assistant spécialiste des hôpitaux d'une durée de un à deux ans en fonction des besoins de la maquette de chaque spécialité.

Cela assurera, d'une part le turn-over indispensable pour libérer les postes afin de former les nombreux internes de demain, et évitera de rallonger indéfiniment la durée de la formation initiale. Une fois le DES obtenu, on ne pourra plus occuper un poste d'assistant. Le statut de praticien hospitalier contractuel marquera alors l'entrée dans les carrières hospitalières. On obtiendra ce diplôme à la fin de la période de mise en responsabilité.

À la différence d'aujourd'hui, on ne pourra obtenir de diplôme avant d'avoir terminé sa formation initiale. Le choix du poste d'assistant se fera par cooptation au niveau régional. Le nombre de postes d'assistant serait égal au nombre de postes d'interne tels que défini dans leur maquette.

Le DESC

La chirurgie est à présent divisée en une douzaine de spécialités par le Diplôme d'Études Spéciales de Chirurgie (DESC). Cette spécialité nécessite 13 à 14 ans d'études et une longue expérience constituée de nombreux actes, certains non répétitifs. La formation de base fait l'objet de débats, mais elle a été oubliée dans la réforme. La suppression des concours a allongé la durée de formation. Tous les internes sont obligés de finir le troisième cycle avant de commencer leur internat.

Nombre d'étudiants ne veulent plus d'études aussi longues, de responsabilités aussi contraignantes. Ils se détournent d'une telle vie d'esclave, car la récompense n'est plus au bout du chemin.

Le classement moyen du choix de la chirurgie est passé de 1091 à 1508, en termes de rang, en cinq ans et la chirurgie viscérale est sélectionnée à présent en fin de classement. De nombreux postes hospitaliers, dont les gardes sont trop fréquentes et les responsabilités trop lourdes, ne sont même plus choisis.

Les Diplômes Inter-universitaires (DIU) sont délivrés avec la participation des collèges, mais la formation des internes est laissée à la discrétion des chefs de service.

Le chirurgien libéral

60 % des interventions sont pratiquées dans le domaine privé. La prise en charge de l'acte chirurgical par le même opérateur y est totale : diagnostic, intervention, responsabilité, continuité et permanence des soins, sans aucune délégation de tâche. Dans le système hospitalier, le travail se fait en équipe sans réelle transparence.

La qualité de ces actes en libéral fait la renommée du chirurgien et sa clientèle. Le privé a souvent été le promoteur de nouvelles technologies. Cela a été le cas pour la viscéro-synthèse et la cœlio-chirurgie. Le niveau du tarif opposable est incompatible avec la lourdeur des responsabilités.

L'hôpital bénéficie maintenant d'investissements lourds et développe ces nouvelles technologies. La *Natural Orifice Technique Endoscopic Surgery* (NOTES) est une chirurgie qui commence à se pratiquer par la voie des orifices naturels, mais elle restera marginale, pratiquée par des hyper spécialistes.

La formation

Pendant longtemps, il y a eu trois types de chirurgiens : les chirurgiens généralistes, les viscéraux spécialistes du « mou » et les orthopédistes ceux qui s'occupaient du « dur ». La refonte de l'enseignement des spécialités chirurgicales a entraîné la disparition de la chirurgie générale au profit d'une douzaine de disciplines chirurgicales différentes.

L'apprentissage du geste chirurgical comporte plusieurs niveaux de complexité depuis la réalisation de gestes de base comme les nœuds ou les sutures, jusqu'à l'enchaînement de gestes complexes.

La prise des décisions ne peut être collégiale devant une situation opératoire inattendue. La participation du privé à leur formation est à peine ébauchée et n'a pas encore trouvé de solution juridique.

Le problème est difficile, car plus de la moitié des interventions sont pratiquées dans le privé. Assurée actuellement par le compagnonnage, elle pourrait être en partie remplacée par un apprentissage sur simulateur et sur animaux de laboratoire.

La simulation pourrait permettre d'améliorer l'apprentissage chirurgical. Cela a été observé dans d'autres disciplines comme la médecine d'urgence, la réanimation, l'astronautique.

Si l'utilisation de simulateurs informatisés pour la chirurgie laparoscopique, endoscopique, digestive, urinaire ou ORL se développe, son efficacité n'est pourtant pas réellement démontrée.

L'utilisation des modèles animaux est limitée par les règles éthiques. L'apprentissage de la microchirurgie chez le rat ou la réalisation d'interventions complètes chez le cochon ont un coût et nécessitent un environnement particulier. Cette haute technologie pourrait être installée au sein d'écoles de chirurgie où les internes travailleraient avec des chirurgiens seniors sur des ateliers techniques.

Les experts considèrent que l'on est dans une impasse. Ils notent les effets conjugués de défis croissants liés à l'augmentation des effectifs à former et à la montée en charge de la filière universitaire de médecine générale.

Les techniques évoluent de plus en plus vite. La révolution robotique ne permettra pas de se passer de « chirurgiens de l'avant », c'est-à-dire formés à la chirurgie d'urgence.

De plus, les départs à la retraite qui se sont multipliés déséquilibrent l'offre de soins, compte tenu de la faible adaptabilité de l'organisation actuelle.

Il serait fondamental que tous les chirurgiens orthopédistes, viscéraux, thoraciques, urologistes et vasculaires soient formés à la pratique des actes chirurgicaux d'urgence dans les disciplines frontières. La suppression de la spécialité de chirurgie générale qui compte encore 3500 praticiens en exercice, posera un problème majeur pour organiser la continuité des soins.

Depuis qu'il opère en trans-péritonéal, l'urologue s'est familiarisé avec les viscères. Souvent assisté par son robot, il contrôle parfaitement son art. Il n'en est pas de même pour nombre de chirurgiens viscéraux, mal familiarisés avec le rétro péritoine et les organes urinaires, ou des orthopédistes effrayés par la traumatologie et qui ne savent plus pratiquer une splénectomie.

L'habileté, acquise au pavillon d'anatomie par la dissection et la médecine opératoire, est tombée malheureusement en désuétude. On a l'impression de revivre l'ostracisme qui régnait au XIIIe siècle où la profession de chirurgien n'était pas clairement différenciée de celle de barbier.

Le chirurgien libéral ne peut pas, comme à l'hôpital, appeler au secours un collègue quand il opère. Le rôle des collèges de spécialités n'est pas clair. Ils prônent l'hyperspécialisation alors que la chirurgie n'a pas de frontières.

Le jeune chirurgien, angoissé par la dérive judiciaire, ne pourra bientôt plus se former que dans la spécialité exclusive qu'il sera demain seule autorisée d'exercer. Comment pourrait-il se former, même s'il le souhaitait, alors que les modules de formation exigeraient un tronc commun de trois ans pour accéder aux spécialités de base de la chirurgie générale ?

Le « viscéraliste » devra intégrer toutes ces techniques comme un pilote d'avion et se recycler en permanence.

Les spécialités élargies

Rien n'est dit concernant la création de spécialités élargies. Avec la pénurie actuelle et future, il ne sera pas possible d'exiger que 10 chirurgiens différents assurent en même temps la garde pour couvrir les urgences, sauf dans des centres lourds et polyvalents de certains CHU.

Il faudrait donc créer une spécialité de traumatologie et de chirurgie viscérale élargie. Des internes formés à la traumatologie et aux urgences abdominales devraient participer à la prise en charge des urgences. Cela permettrait d'éviter certaines catastrophes liées à l'attente d'examens complémentaires demandés dans certaines Unités de Proximité d'Accueil, de Traitement et d'Orientation des Urgences (UPATOU). Ils sont coûteux, souvent inutiles et peuvent retarder le recours aux chirurgiens.

Avec l'évolution des études médicales et des spécialités chirurgicales, l'école de chirurgie des armées du Val-de-Grâce risque d'ici peu de devenir, ipso facto, le dernier dépositaire de la culture, de la connaissance et de la transmission de la chirurgie d'urgence généraliste. Or cet hôpital va fermer…

Nos théoriciens de la santé et nos spécialistes universitaires devraient y trouver matière à réfléchir avec sa fermeture annoncée. Pour le service de santé des armées, il n'est pas envisageable ni réaliste de projeter sur des théâtres d'opérations extérieures une dizaine de spécialistes chirurgicaux ayant en charge exclusivement les urgences de leur discipline respective.

Après avoir supprimé la spécialité de chirurgie générale, on a par décret, interdit les commissions ordinales qui délivraient les compétences. Le chirurgien ne pourra alors exercer que dans la spécialité exclusive qu'il lui sera seule autorisée de pratiquer. Comment dans ces conditions assurer des gardes d'urgences en dehors des grands centres ?

Le Conseil national de l'Ordre (CNOM) ne peut autoriser un remplacement que si le nombre requis de stages a été validé. Il envisage d'autoriser la pratique d'une activité complémentaire à la spécialité principale selon des critères qui ne sont pas encore définis. Les maquettes de formation devront en tenir compte.

Comme celle des militaires, l'expérience des Anglo-saxons est intéressante dans ce domaine. Leur formation comporte des modules obligatoires en chirurgie abdominale, vasculaire, urologique, thoracique et traumatologique. Les blessures au combat, comme les urgences civiles se rient des frontières. Aux États-Unis a été créée la spécialité *d'Acute Care Surgery* à cet effet. La chirurgie civile devrait s'inspirer de ces exemples alors qu'elle lui tourne le dos.

Avec l'ouverture de l'Europe, la multiplication du nombre des médecins à diplômes étrangers est la conséquence des erreurs de planification et du resserrement du numerus clausus.

La nature a horreur du vide, les postes non pourvus, délaissés par nos étudiants ont été occupés par ces vacataires, ils sont plus de 30 000 en activités, certains assurent le rôle d'urgentistes. Sans eux, certains établissements seraient paralysés, voire fermés. Ils sont également plus de 10 000 à exercer en France depuis 2004 sans avoir été régularisés.

Leur compétence est variable et difficile à évaluer, car ils sont jugés, non sur leurs qualités, mais sur un diplôme étranger et sur… la qualité de leur français. Nombre d'entre eux ont préféré continuer d'exercer dans la sécurité de l'Hexagone plutôt que de retourner dans l'instabilité de leurs pays d'origine. Ils pourraient être contraints de cesser d'exercer prochainement s'ils ne sont pas régularisés.

Le Conseil constitutionnel a en effet censuré un article de la loi de financement de la Sécurité sociale (LFSS) pour 2012 qui prévoyait de prolonger de trois ans, jusqu'à fin 2014, le dispositif transitoire d'autorisation d'exercice.

Ce délai devait permettre aux praticiens de passer un examen professionnel (PAE) afin de reconnaître leur diplôme. Le Conseil constitutionnel estime que cette disposition est un « cavalier législatif ».

Les syndicats de Praticiens à Diplôme Hors Union Européenne (PADHUE) sont stupéfaits de la décision du Conseil constitutionnel. Le ministère de la Santé, qui avait introduit cette disposition, est également plongé dans l'embarras. Il promet de trouver un vecteur législatif plus approprié dans un délai rapide.

Comment réguler le flux de ces hyper spécialistes ? Actuellement la filiarisation régule le nombre d'entrées dans les spécialités, mais après le choix de celle-ci, on ne régule pas l'hyperspécialisation, car il n'y a pas de quotas heureusement : cela pourrait amener à des inadéquations en terme de santé publique.

Les plans et les prévisions ont toujours été faux et responsables de surproduction ou de pénuries. L'adaptation au milieu et la loi du marché ont toujours régulé l'offre et la demande, sauf lorsqu'elle est faussée par l'État.

Actuellement, le nombre d'internes formés dépend des capacités de formation en post Internat. Chaque collège de spécialité devra élaborer sur un référentiel, une formation avec des objectifs correspondants à chaque stage d'Internat et du post-Internat.

Ces objectifs ont oublié le rôle de la chirurgie polyvalente et du médecin de campagne pour éviter la pénurie. « Dans les déserts médicaux, pour y pallier pourquoi ne pas faire appel aux vétérinaires ?», comme l'a proposé l'adjointe au pôle santé du maire de Dijon. Cette proposition est une insulte aussi bien pour le corps médical que pour les patients qui habitent en milieu rural.

Cette idée provoque l'effarement des élus de l'Union Régionale des Professionnels de Santé de Bourgogne (URPS) : *« Une pareille désinvolture pour les patients et les professionnels, et une telle méconnaissance des spécificités de ces deux professions sont navrantes ! »*.

Elle pose le problème du sérieux de la Conférence régionale de la Santé et de l'Autonomie » (CRSA), instance de l'ARS. Les chirurgiens, eux, ont préféré ajouter à leur indignation une dose d'humour noir.

Dans une vidéo intitulée *« On achève bien les chevaux »*, l'Union des Chirurgiens De France (UCDF) raille les idées lumineuses de la classe politique et pose une question :

> « Humour noir … » :
> *« Imaginons que Madame T. tombe et se casse le col du fémur dans une région sous-médicalisée ? Eh bien, le traitement qu'administrent les vétérinaires sur un tel traumatisme pour un cheval de course est... l'euthanasie. »*

L'évolution des carrières

Les plans de carrière se trouvent perturbés par un système administratif de plus en plus tatillon qui veut tendre vers une médecine totalement sous contrôle. La check-list et les référentiels ne changeront pas la donne, car dans la chaîne de soins, ce sera toujours le maillon faible qui cèdera.

Après l'accréditation, c'est ensuite l'Évaluation des Pratiques professionnelles (EPP) qui est la conséquence dommageable de ce système. Ces mesures auraient dû être réservées aux seuls médecins qui ne sont pas issus de notre cursus.

Les référentiels de bonne pratique et les registres sont essentiels pour analyser la qualité des soins, mais ils veulent tendre de façon angélique vers une médecine parfaite. Dans certaines spécialités il n'y aura bientôt plus de candidats pour pratiquer cette médecine.

Que ferait cet ultra spécialiste si son appareil tombait en panne et s'il ne connaît pas la chirurgie ouverte ?

La spécialité de médecine générale

La médecine générale est devenue une spécialité, paradoxe sémantique de notre siècle, ce qui entraîne un allongement des études médicales avec l'Internat pour tous. La formation clinique est trop tardive, car les stages sont de qualité irrégulière. Il faudrait les densifier lors du dernier cycle du cycle « Licence-Master-Doctorat (LMD) ».

Ces médecins seront ainsi, comme l'hôpital qui les a formés, de forts prescripteurs d'examens complémentaires, souvent plus coûteux qu'utiles. Ils n'auront aucune notion des réalités de l'exercice libéral qui nécessite un contact direct avec le patient, car à peine plus de la moitié en auront bénéficié.

Ils n'exerceront en libéral que pour moins de 10 % d'entre eux. La durée d'activité des médecins est en baisse, le temps consacré aux malades a diminué d'un cinquième en moyenne, compte tenu de la multiplication des obligations administratives.

La pénurie de généralistes est en marche, mais on envisage pourtant de prolonger d'un an l'Internat de médecine générale. Il faudrait au contraire le raccourcir ce qui mettrait sur le marché 4000 médecins de plus chaque année.

La limitation de la liberté d'installation est prônée par le Collectif Inter associatif Sur la Santé (CISS), cela serait d'une extrême complexité, le législateur s'étant toujours trompé dans ses prévisions.

On va droit vers un salariat et la disparition de la médecine libérale, situation qui va s'aggraver avec les mesures coercitives maintenues par le Sénat lors du débat de la loi Fourcade et reproposées dans le programme du parti socialiste.

Quant à la féminisation de la profession qui atteint désormais 70 %, elle appelle pour nombre de nos consœurs au temps partiel ou à des carrières écourtées, ce qui rend toute prévision aléatoire…

Enfin, par égalitarisme, les internes en médecine réclament un Clinicat. Ce serait une erreur, car le Chef-de-Clinique consacre la moitié de son temps à l'enseignement au détriment des soins. Une bonne médecine générale s'apprenait pendant l'Externat au lit du malade et par compagnonnage en cabinet médical. Il faut y revenir.

ECPP et EBM

Un chirurgien qualifié, évalué et accrédité aura une « compétence », mais sera-t-il pour autant habile, c'est-à-dire réellement compétent ? L'Évaluation des Compétences et des Pratiques professionnelles (ECPP) est suivie d'une accréditation tous les 5 ans, pour tous les chirurgiens quel que soit leur cursus.

L'expérience en salle d'opération est essentielle et l'on a oublié qu'étymologiquement, la chirurgie est la qualité du travail des mains et qu'elle n'est donc pas quantifiable.

Elle s'apprenait avant tout au pavillon d'anatomie par la dissection. *L'Evidence Based Medicine* (EMB), médecine par les preuves des Anglo-saxons reste au-devant des référentiels.

La doxa avait guidé les chirurgiens, elle avait permis l'essor de la cœlio-chirurgie du privé dans les années 90. Nous avions cette expérience qui nous permettait d'évoluer vers de nouvelles techniques.

La médecine basée sur la preuve apporte-t-elle un réel bénéfice ? L'idée sous-jacente à l'EBM, née dans les années 70 au Canada, est caractérisée par l'utilisation consciencieuse, explicite et judicieuse de la meilleure preuve du moment pour la prise en charge des patients.

On ne pourrait que souscrire à cette définition qui fait apparaître l'EBM comme une aide à la décision.

L'un des crédos de l'EBM est la prééminence accordée aux « essais randomisés ». Or l'examen des essais randomisés montre que leur pouvoir épistémique est constamment surévalué par rapport aux études de cas.

Restreindre l'EBM aux essais randomisés et aux méta-analyses de la littérature apparaît comme un réductionnisme dogmatique, dans un contexte d'incertitude auquel l'EBM prétend remédier. Cela s'apparente à une forme d'intégrisme prônant l'objectivation à tout prix.

La conception faisant intervenir la mémoire des cas passés, c'est-à-dire l'expérience individuelle (DOXA), apparaît mieux adaptée au contexte chirurgical. Il est donc essentiel de redonner une juste place au bon sens et à l'expérience acquise à des chirurgiens bien formés.

On ne compte plus les mesures coûteuses dont on peut douter de leur utilité. Elles entraînent une inflation du temps consacré à les satisfaire au détriment de celui consacré aux soins.

Paradoxalement cette même administration leur reproche l'augmentation des délais pour les rendez-vous et les rend responsables de la mauvaise organisation de la Permanence des Soins (PDS). Elle a lourdement pesé pour faire adopter les systèmes d'informatisation. Ce cout a été prohibitif ;

L'informatisation du système de soins

La complexité de ce système améliorera-t-il le suivi médical ? Rien n'est moins sûr. À titre comparatif la Révision générale des Politiques publiques (RGPP) qui avait fait l'objet de multiples rapports n'a rien donné en France.

Vincent de Gournay le prônait déjà au XVIIIe siècle. Partisan de la liberté de commercer, de produire, de travailler, il dénonçait déjà la bureaucratie tatillonne ainsi que l'intervention directe de l'État dans l'économie.

Au Canada, il y a une dizaine d'années elle avait consisté à rebâtir un état nouveau à partir de missions épurées et redéfinies. Ce fut un succès.

En France dans quelque domaine que ce soit, Sécurité sociale, organisation territoriale, retraites, ce ne sont pas des mesurettes ni l'informatisation qui permettront de diminuer les vrais coûts des systèmes administratifs.

L'informatisation du dossier médical

Informatiser le dossier du patient était un objectif prioritaire du ministère de la Santé, mais le Dossier médical partagé (DMP) a été une mesure coûteuse. Elle est chronophage, car nécessite une synthèse régulière des données afin d'éviter de devenir un catalogue inexploitable.

Le patient pourrait également exiger de masquer certaines pathologies. Le secret médical ne pourra plus être gardé. De plus, le dossier personnel du médecin reste irremplaçable en cas de procédure judiciaire.

On ne pourra pas empêcher que le dossier fasse l'objet d'attaques informatiques. Un rapport dévoilé par le journal le Monde, rédigé par les sages de la rue Cambon est édifiant. C'est le troisième à avoir été adressé à la commission des Finances de l'Assemblée nationale.

Les conclusions qui ont filtré mettent en cause une défaillance de stratégie et de pilotage, un manque d'évaluation rigoureuse de son utilité et l'insuffisance grave de suivi financier ou technique (sic).

Le Système d'Information Hospitalier Orbis (SIH) a été acheté par l'AP-HP à grands frais en 2009 pour 125 millions d'euros. Il n'est toujours pas opérationnel trois ans après et la facture continue de s'allonger. L'enjeu est considérable, car ces budgets sont colossaux, ce qui rend de telles dépenses suspectes.

Au niveau national, les sommes investies pour se doter du SIH ont dépassé les 650 millions d'euros dès 2011. Il faudra les doubler compte tenu des systèmes informatiques administratifs qui en découleront. Le ministère des Armées a connu les mêmes difficultés pour s'informatiser pour une somme qu'on estime à 800 millions.

Malgré ces coûts, les hôpitaux français pâtissent d'un retard considérable. Seule une bonne moitié des établissements ont développé le dossier médical informatisé, censé être le document de référence. Très peu intègrent les résultats d'examens ou permettent la validation et la prescription des médicaments. Seuls les services d'urgence sont opérationnels.

Depuis le lancement en 2004 de ce projet pharaonique par Philippe Douste-Blazy, un peu moins de 200 000 DMP ont vu le jour. Il faut en effet être équipé d'un logiciel compatible.

L'Agence des « Systèmes d'Information partagés de la santé » (ASIP santé) tablait sur l'ouverture d'un million de

DMP en 2013. Le déploiement du dispositif, après une expérimentation dans les quatre régions pilotes d'Alsace, Aquitaine, Picardie et Franche-Comté, n'a pas eu une vitesse de croisière suffisante pour atteindre cet objectif.

Malgré ces faibles résultats, la Cour des comptes estime que le DMP a déjà englouti au moins 210 millions d'euros entre 2005 et 2011, chiffre plus vraisemblablement proche du demi-milliard. De plus en plus de parlementaires et de médecins fustigent le déploiement du DMP. Le docteur Jean-Paul Hamon, président de la Fédération des Médecins de France (FMF) n'est d'ailleurs pas étonné par ce rapport au vitriol de la Cour des comptes.

> *« J'ai participé aux premières expérimentations dès 2004, mais j'ai arrêté il y a trois ans quand j'ai vu que les appels d'offres n'en finissaient pas de se succéder ».*

Selon le leader syndical, le DMP tel qu'il est aujourd'hui déployé, est voué à l'échec. De plus, le piratage informatique n'étant pas une utopie, il serait plus judicieux d'intégrer les informations indispensables concernant la pathologie du patient dans une carte vitale infalsifiable.

En grande Bretagne le *National Project for Information Technology* (NPfIT) prévoyait un système d'information national centralisé. Il devait assurer aux patients, aux praticiens hospitaliers et aux médecins généralistes, un accès sécurisé. Cela concernait les données confidentielles et le système de prise de rendez-vous en ligne intitulé « *choose and book* ».

Un système de transfert des ordonnances (*Electronic Prescription Service*) et un système de gestion en ligne des dossiers médicaux (*Summary Care Records System*) complétaient ce dispositif.

On sait d'expérience que nombre de malades ne décommandent pas leurs rendez-vous où les oublient, une relance s'avère alors nécessaire.

La grande Bretagne a préféré abandonner ce projet, avec une économie à la clef de l'ordre de 700 millions de livres sterling.

Les génériques

Vaste sujet source d'une désinformation incroyable de la part de l'État. En effet, selon le rapport de la Commission de Contrôle Européenne, 80 % des médicaments viennent d'Asie et 40 % ne sont pas conformes,

Le doute s'est installé sur leur qualité concernant d'une part la concentration réelle en principe actif qui, rappelons-le, n'est dans la majorité des cas qu'une copie, et d'autre part la contamination et l'interaction dues aux excipients.

Ils ne devraient jamais être prescrits pour les pathologies lourdes ou chroniques comme le diabète, la neurologie, la cardiologie, l'hormonologie, l'hypertension, la psychiatrie.

Pour simple preuve : au vu des catastrophes thérapeutiques que ces génériques ont pu entraîner, on voit un retour en arrière avec la « dégénérication » par l'État de certains antiépileptiques ou des hormonothérapies thyroïdiennes.

Conséquence directe catastrophique du déploiement de ces génériques, les laboratoires de recherches, tous privés, hésitent de plus en plus à se lancer dans la mise au point de nouveaux médicaments compte tenu des échéances de fin de brevet de plus en plus courtes.

L'État n'investit plus pour la mise au point de nouvelles molécules. On ne compte plus le nombre de centres de recherche fondamentale, fermés ces dernières années par les plus grandes firmes pharmaceutiques, conséquence de la concurrence déloyale des labos spécialisé pour les génériques.

Quelles solutions ?

Notre système de soins pourrait-il un jour atteindre son équilibre financier ? Après plus de 30 ans de balance négative, les déficits de notre système de santé ont atteints des gouffres impressionnants.

L'alcoolisme, le tabagisme et la pollution coûtent à la collectivité plus de 100 milliards d'euros chaque année. Si l'on ajoute les conséquences des particules fines, cela représente plus de 150 000 morts chaque année.

Nos politiques craignent de créer un principe de malus pour les patients qui, par leur comportement alimentaire ou d'hygiène de vie accroissent les risques pathologiques, car ils savent que les syndicats des salariés s'y opposeraient violemment.

L'inflation normative et législative est également ruineuse. Le Journal Officiel comporte 23 000 pages, complétées chaque année par plus de 1500 lois et décrets. L'Organisation de Coopération et de Développement économiques (OCDE) a estimé le coût de cette inflation entre 3 et 4 % du PIB.

Cette situation est, de plus, obérée par la féminisation qui appelle au temps partiel, ce qui avec la limitation du temps de travail, nécessite plus de personnels. Leur formation est en retard ce qui oblige à recruter « tous azimuts »…

La plupart des établissements n'avaient pas provisionné le budget nécessaire. En conséquence, les hôpitaux tardent à moderniser leur chaîne de soins. Le « Mouvement des Entreprises De France » (MEDEF) est convaincu qu'il faudra fermer des lits hospitaliers aigus si l'on veut pouvoir développer l'ambulatoire.

Face à l'engorgement et à la désertification dans le secteur libéral, on assiste à des décisions paradoxales inimaginables. En 2014, les médecins généralistes étant saturés, les caisses envisageaient de faire pratiquer par les pharmaciens les vaccinations, et notamment ceux de la campagne préventive antigrippale.

Comment savoir sans consultation médicale s'il n'y a pas de contre-indication ? Il faudrait faire des aménagements des locaux des pharmacies pour respecter l'intimité des patients, ce qui aura un coût.

Les réformes mises en œuvre laissent peu de place à la médecine libérale. L'État, l'université, les collèges et l'hôpital brident un peu plus un système au bord du gouffre, sans que les économies ne soient au rendez-vous.

Nos concitoyens sont de plus en plus inquiets dans le contexte actuel : le déficit de la Sécurité sociale rend plus difficile l'accès aux soins, alors que les honoraires médicaux restent bloqués. Les mesures coercitives sur les médecins vont aller à l'encontre du but recherché, un accès aux soins pour tous. Elles vont transformer les médecins libéraux en officiers de santé moins performants et donc à terme, plus coûteux.

Un frein à l'installation sera la règle du fait de la mise en place, par les agences régionales de santé, des Schémas régionaux d'Organisation des Soins (SROS). Les Projets régionaux de Santé (PRS) ont pris dans leur champ l'offre de soins ambulatoire. Les directeurs de ces agences régionales sont tout-puissants et seuls maîtres à bord, ils décideront de notre avenir, de nos projets de vie et d'installation. Ce sera la disparition du médecin de famille.

Un remboursement différencié sera en place dès demain. Il fléchera le parcours des patients vers une médecine avec autant d'étages que de hauteurs de contrats. Le médecin ne sera que l'effecteur d'un responsable du réseau et devra appliquer à la lettre les abaques définies par le « financeur ».

Le tiers-payant, prévu de manière généralisée dès 2017, compliquerait encore la tâche administrative des médecins. La numérisation prochainement obligatoire des prescriptions selon l'avenant 11, entraînera un filtrage des ordonnances.

La prescription se fera en Dénomination commune internationale (DCI). Cela prendra du temps pour la rédaction et permettra le contrôle avant la délivrance des médicaments. Cela facilitera aussi le contrôle des pratiques et favorisera la mise en place de systèmes de pré-autorisation par l'organisme qui gérera le système.

Ces réseaux de soins coûtent cher, mais soigneront au tarif opposable. Il en est de même pour les urgences à l'hôpital, elles coûtent une véritable fortune, 250 euros par patient, ce qu'il ne sait pas avec la généralisation du tiers payant. Ce chiffre devra être multiplié par les 20 millions de passages qui sont prévus en 2015.

Toutes ces mesures semblent n'avoir en fait qu'un seul but : fragiliser le système et faire obstacle à une médecine de qualité, tout en faisant croire qu'elles faciliteront l'accès aux soins.

Veut-on ainsi régler de façon cynique le financement des retraites en retardant l'accès aux soins, ce qui diminuera pour beaucoup de patients leur espérance de vie ?

CHAPITRE III

La « Sécu et l'Europe »

Tous les textes européens sont devenus, par transposition des lois françaises, du moins en théorie. La Sécu devrait donc être ouverte à la concurrence, tel n'est pas le cas.

Le monopole de la Sécu

La fin de ce monopole n'est pas pour demain. Le combat est commencé et ceux qui s'y confrontent se livrent à une redoutable épreuve.

Le Projet de Loi de Finances (PLF) de 2015 alourdit les sanctions contre ceux qui voudraient en sortir. Elles peuvent aller jusqu'à six mois de prison ferme et 30.000 euros d'amende, tant pour les initiateurs, syndicats ou mutuelles, que pour les acteurs eux-mêmes.

À l'égard du monopole de la Sécurité sociale, la Cour de cassation, organe judiciaire suprême du pays, était à la tête du combat contre l'application du droit communautaire.

La Cour européenne avait pourtant clairement dit le droit :

- Son arrêt du 16 décembre 1999 (affaire C-293/98), condamne la République française pour avoir manqué aux obligations qui lui incombent en vertu des directives de 1992.

- Celui du 25 mai 2000 (affaire C-50/99), définit les régimes français de Sécurité sociale comme des régimes professionnels, donc soumis à concurrence.

La Cour de cassation française campait sur un arrêt de 1996, largement antérieur aux arrêts ci-dessus, et refusait de prendre en compte la nouvelle jurisprudence.

Les juges de Luxembourg avaient décidé d'en finir avec cette exception française. La Cour européenne a ainsi jugé qu'en dépit de son statut, une caisse allemande devait se voir appliquer la directive 2005/29/CE du 11 mai 2005 relative aux pratiques commerciales déloyales des entreprises vis-à-vis des consommateurs dans le marché intérieur.

En clair, cela signifie qu'aux termes de cette directive, toutes les caisses sociales faisant de l'assurance sont des entreprises et leurs affiliés des consommateurs ; elles doivent donc être soumises à la concurrence.

Les décisions de la Cour européenne concernent, par définition, tous les états de l'Union. Or la France continue de s'y opposer en renforçant sa législation répressive.

Les complémentaires santé

Nouvelle exception française, il y aura désormais l'obligation pour les entreprises de souscrire pour leurs salariés une assurance complémentaire à minima. Elle remboursera les honoraires à raison de 150 % de la base de la sécurité sociale...mais ces souscriptions seront fiscalisées.

Tous les Français ne sont pas logés à la même enseigne, le cadre supérieur d'une grande entreprise du CAC 40 étant généralement bien mieux couvert que le chômeur ou le retraité. Aujourd'hui, les contrats collectifs coûtent moitié moins et proposent une couverture deux fois supérieure à celle des contrats individuels. Au sein des contrats collectifs, la couverture est d'autant plus généreuse que le salarié occupe un rang élevé dans la hiérarchie de l'entreprise.

L'Accord national interprofessionnel (ANI) qui étend le principe de couverture complémentaire santé pour tous, a encore dégradé cette situation. Cela oblige l'ensemble des salariés à se doter de contrats collectifs, sans en connaître le contenu, lequel fera l'objet d'un décret ultérieur. Étant donnée la situation économique, le risque est fort qu'il s'agisse de contrats au rabais.

La mutualité française est un lobbying extrêmement puissant. Elle a même réussi à repousser la publication officielle de ses frais de gestion. Cette grande opacité dissimule ainsi le type de gouvernance et surtout de rémunération de ses directeurs. Ces mutuelles ont les charges d'administration de personnel et d'informatique les plus élevées de tous les assureurs, au point de représenter près de 20 % des cotisations.

Les complémentaires santé ne font pas de gestion du risque et très peu de campagnes de prévention. Moins de 6 mois après la conclusion de cet accord, le gouvernement a pris la décision de fiscaliser la part employeur de la cotisation. Cela va représenter un milliard d'impôts supplémentaires que devront acquitter les salariés.

Chaque année, les cotisations augmentent : de 50 % entre 2001 et 2006 alors que les dépenses de santé augmentaient seulement de 35 %, puis de 20 % entre 2007 et 2010 et encore de 3 à 5 % jusqu'en 2013.

On paye très cher un contrat qui rembourse très mal les soins dentaires, l'optique ou les compléments d'honoraires. Aucun Français n'est capable de comprendre l'étendue des garanties proposées ni de comparer le coût de la complémentaire avec le montant réel des sommes remboursées. De plus, il est quasiment impossible de faire une comparaison des complémentaires santés entre elles faute de transparence.

L'Union des Chirurgiens de France (UCDF) a mené une enquête auprès d'une trentaine de mutuelles. Aucune d'elle n'était capable de faire du sur-mesure, en fonction d'une demande précise, par exemple le remboursement des soins dentaires.

Tiers-payant

Les mutuelles sont omniprésentes derrière la lutte contre les dépassements d'honoraires. Elles sont en faveur des réseaux de soins et de la généralisation des complémentaires, car ce marché est juteux.

Quant à la généralisation du tiers-payant, elle est un non-sens par rapport à l'évolution logique de notre système de soins, car la gratuité entraîne la surconsommation.

Les dépassements d'honoraires (DP) sont dans le collimateur du gouvernement et des mutuelles qui ne veulent pas les financer. Les complémentaires de santé remboursent les tickets modérateurs pour 22 milliards d'euros, alors que les DP ne représentent qu'une somme de 6,5 milliards d'euros, dont 2,5 milliards d'euros pour les médecins.

Depuis 1980, les tarifs de remboursement n'ont plus suivi les coûts de revient de la pratique et de l'inflation. Cela concerne en particulier les soins innovants qui nécessitent des investissements, notamment en chirurgie et en ophtalmologie. Dans les faits, ce sont les personnes aisées qui financent cet investissement, lequel permet à tous les Français d'avoir accès à une offre de qualité.

Les Mutuelles complémentaires sont très favorables à cette évolution. Elles vont concocter des « contrats responsables » qui ne prendront en charge que les dépassements d'honoraires des médecins qui ont signé le contrat d'accès aux soins.

Le plafond des dépassements d'honoraires de ces contrats entraînera moins d'un cinquième de dépassements en moyenne. Cela mettra l'ablation d'une vésicule biliaire à 300 euros et le tarif de la Consultation spécialisée (CS) à moins de trente euros. Les patients, lorsqu'ils s'adresseront à d'autres spécialistes, n'auront pas de possibilité de prise en charge, il n'y aura plus de secteur II.

Le piège est en train de se refermer, car qui demain accepterait de soigner ou d'opérer à de tels tarifs ?

CHAPITRE IV

Médecins et politique

« La politique ne consiste pas à faire taire les problèmes, mais à faire taire ceux qui les posent. »

Henri Queuille

Faire taire les médecins, c'est ce qu'ont voulu faire tous les gouvernements depuis 1974. Ce fut le cas avec Jacques Barrot tant en 1980 sous VGE, qu'en 1995 lors de son retour aux affaires avec Juppé. Autre exemple, celui de Léon Schwarzenberg qui sera ministre de la Santé en 1988 dans le premier gouvernement de Michel Rocard. Il devra démissionner 9 jours plus tard pour avoir proposé un dépistage systématique du sida chez les femmes enceintes et avoir pris position en faveur de la mise en vente libre de la drogue, sous le contrôle de l'État. Son franc parlé l'a fait « renvoyer à ses études. »

Plus modestement j'avais tenté avec quelques confrères, mais hélas vainement, de faire bouger les lignes devant le déficit chronique de la Sécurité sociale et la méfiance des élus envers la médecine libérale en 2007.

Comité « Santé et Modernité »

Notre Comité de soutien à Nicolas Sarkozy, « Santé et Modernité », avait organisé une réunion en salle de sous-commission à l'Assemblée nationale le 12 mars 2007.

Cette initiative avait eu lieu devant des parlementaires et des médecins pour soutenir en son temps, la candidature à la Présidence de la République de Nicolas Sarkozy.

Nous avions été rejoints par Christian Cabrol et Denys Pellerin célèbres chirurgiens. Cette réunion avait été suivie par une publication sur la santé intitulée « idées et recommandations ».

Elle reposait sur l'idée de rupture : selon nous, seule une simplification administrative permettrait à terme, d'équilibrer les comptes sociaux tout en maintenant une médecine de qualité dans le cadre d'un libéralisme humain. Nous avons attendu en vain ce tournant libéral. Ces recommandations publiées en mai 2007 dans un manifeste signé par Jean Waterkeyn, Henri Joly et moi-même, sont restées en effet lettres mortes.

Par la suite, les deux tiers des médecins libéraux se sont détournés de Nicolas Sarkozy. Il s'est, en fait, laissé enfermer par les dogmes de Xavier Bertrand, Roseline Bachelot et les six conseillers énarques de la promotion Valmy. Ceux-ci étaient à l'époque « aux manettes » au Pôle social de l'Élysée, ils sont restés imperméables à toutes ces propositions et ont continué de tracer le sillon de l'alternance socialiste.

En 2014, Nicolas Sarkozy annonce avec force son retour et déclare avoir compris ses erreurs. François Fillon fait de même, déclarant vouloir réformer au plus vite, Alain Juppé préférant annoncer qu'il va prendre le temps… Ont-ils changé ? L'avenir sera seul juge.

Sous le règne des socialistes, l'État n'a pas eu les capacités financières de mener à bien son projet de socialisation et d'étatisation de la médecine, mais il est en marche.

« Vous ne pouvez pas créer la prospérité en décourageant l'épargne.
Vous ne pouvez pas donner la force au faible en affaiblissant le fort.

Vous ne pouvez pas aider le salarié en anéantissant l'employeur. Vous ne pouvez pas favoriser la fraternité humaine en encourageant la lutte des classes. »

Abraham Lincoln

Notre système de santé repose sur les fondements philosophiques hérités du siècle des lumières.

Tel Sisyphe et son rocher, l'action sociale répond toujours insuffisamment à des défis qui ne cessent de s'amplifier et après avoir essayé de la monter redescend irrémédiablement la pente.

« Le non-respect du droit de certains est acceptable s'il sert l'intérêt de la majorité ».

Ce n'est pas le cas pour la politique de santé qui n'apporte de progrès ni pour les praticiens, ni pour le confort des malades, ni pour l'équilibre des comptes.

Notre devise républicaine *"Liberté, égalité, fraternité"* et les idées du Conseil national de la résistance de 1945, rebaptisées justice sociale, sont des leurres pour la médecine.

Une médecine publique, contrôlée par l'État, repose sur des principes incompatibles avec la réalité. Depuis les ordonnances de 1996 (Juppé) l'étatisation de la médecine s'est encore accélérée.

La mise en place d'une médecine publique intégrale en France devrait passer par la nationalisation des biens médicaux du secteur privé.

Qui en a les moyens aujourd'hui ?

« Que les élus donnent l'exemple ! »

Les Députés sont majoritaires pour encadrer drastiquement les honoraires des médecins, mais ils ne veulent pas que l'on touche à leurs avantages. Cela explique peut-être pourquoi les nombreux médecins parlementaires oublient leur sacerdoce lorsqu'ils sont élus.

Politique et Lobbying

Sous le titre de « Y a-t-il un médecin dans la salle ? », est paru un remarquable article de Gérard Fouet de l'Agence France-Presse le 12 octobre 2013 dans l'Express.

> *« Au cinéma, la phrase fait de l'effet. À l'Assemblée nationale ou au Sénat, elle est inutile. Vous n'auriez pas le temps de prononcer un mot que, déjà, une poignée de sauveurs se porteraient à votre chevet. »*

Jean-Pierre Door UMP est cardiologue, Pierre Morange est médecin généraliste, Bernard Debré, urologue, Jean Leonetti, cardiologue, Philippe Nauche (PS) est anesthésiste-réanimateur. Bernard Accoyer, ORL était Président de l'Assemblée nationale, il nous avait reçus à l'Hôtel de Lassey pour nous remercier de son élection à l'Académie de chirurgie.

Ces politiques devraient avoir une longueur de compétence naturelle pour traiter des questions de santé, il n'en est rien, car ils sont d'abord des politiques sous l'influence des lobbys. Ils sont davantage guidés par leur carrière et leur réélection que par les intérêts des Français.

Ces « spécialistes de la santé » se retrouvent au sein de la commission des affaires sociales, qui les répartissent en sous-groupes. Jean-Pierre Door avait pesé lourdement sur l'assemblée pour imposer des amendements anti-libéraux lors de l'examen de la loi HSPT en 2011.

Pour maintenir leurs contacts, les cabinets de lobbying recrutent d'ex-collaborateurs de parlementaires ou de ministres. Un grand laboratoire a ainsi offert l'hospitalité à l'ancien député RPR Michel Hannoun et à aux anciens ministres Jean-Bernard Raimond (RPR) et Henri Nallet (PS).

La pratique est également courante dans les Entreprises du médicament (LEEM), où Philippe Lamoureux est un ancien des cabinets Aubry et Kouchner. Claude Bougé fut conseiller au cabinet de Philippe Séguin, alors ministre des

Affaires sociales. Claude Évin, ancien ministre de la Santé, a été mis à la tête de l'ARS de l'Île-de-France et Martin Hirsch a été nommé directeur de l'AP-HP.

Le découpage administratif

La réforme de l'État, des communes, départements et régions est la seule solution pour dégager de nouveaux budgets afin d'améliorer le domaine de la santé.

La France compte 36 000 communes et veut garder ce découpage qui est une folie coûteuse. Le regroupement en intercommunalités censé pallier leur taille insuffisante s'est traduit par une augmentation des effectifs des personnels territoriaux et non par les économies d'échelle.

Les doublons se sont multipliés. En l'espace de 10 ans les départements et les régions ont connu une augmentation de 800.000 du nombre de leurs agents. Bien des maires ont aussi cédé à la facilité pour gagner les élections. Ils ont embauché avec largesse, développé leurs hôpitaux et distribué des subventions à l'aveugle.

Avec les conseils régionaux, les communes sont devenues des « vaches à lait » pour les élus. On a même inventé le « Conseiller territorial ». Cela entraîne une duplication de tâches, des allers retours permanents et une gabegie considérable. Quelles économies ne pourrait-on réaliser si une politique était réalisée par un échelon et un seul !

L'État, lui aussi, « doublonne » les régions pour la santé, la formation professionnelle, le tourisme et la jeunesse. Ces missions ont été dûment transférées aux collectivités locales sans suppression de leurs équivalents étatiques.

Elles continuent d'occuper des milliers de fonctionnaires qui répliquent les redondances au sein des administrations nationales elles-mêmes. En plus des ministères, on compte plus de 560 organismes avec les Hauts Conseils et les Agences nationales. Diminuer leur nombre permettrait grâce à la « théorie des vases communicants » d'équilibrer les comptes sociaux si on leur transférait ces dépenses.

Cumul des mandats

Il y a trop d'élus dans notre république : on estime ce coût annuel à 130 milliards de dépenses de plus qu'en Allemagne.

En France on compte 927 « grands politiciens », soit 350 sénateurs et 577 députés pour 60 millions d'habitants. Cela fait un parlementaire pour 70 000 personnes.

Aux États-Unis, pour 300 millions d'habitants, il y a 100 sénateurs et 435 représentants, soit une moyenne de un pour 570 000. En Allemagne, on est à un pour 120 000.

Il faut savoir qu'un député peut augmenter considérablement ses propres revenus en cumulant ses mandats et surtout en jouissant d'avantages de toute nature.

En 2012, l'immense majorité de députés et de sénateurs détient un mandat local, allant du simple conseiller municipal à président de région. Pour leurs partisans, le cumul permet aux élus nationaux de rester ancrés dans la vie quotidienne des territoires.

Pour les autres, cette anomalie française coûte cher à la démocratie : elle empêche le renouvellement. Pire, elle renvoie des politiques une image détestable de "profiteurs". L'interdiction du cumul des mandats procèderait de la même logique.

En 2007, le comité Balladur préconisait pourtant d'interdire tout cumul entre un parlementaire et une fonction exécutive locale. Souvent promise, et 2014 n'échappe pas à la règle, la limitation, voire la suppression du cumul des mandats s'est toujours heurtée à la réticence des intéressés.

Élus ! Une manne

Le budget consacré pour chaque sénateur dépasse un million d'euros par an, mais les élus ne veulent pas se serrer la ceinture, ni abandonner leurs avantages.

L'état jacobin avec sa fausse décentralisation continue de multiplier les lois, les normes et les structures sans laisser la possibilité aux citoyens d'exercer leurs compétences.

S'il est réélu à l'Assemblée nationale, le revenu d'un député peut représenter près de 15 000 euros mensuels. De plus, au bout de cinq ans, sa retraite est garantie à vie, même s'il n'est plus réélu. Ces sont ces mêmes élus qui bloquent les honoraires des médecins.

Avant de quitter le perchoir, Jean-Louis Debré avait fait voter à l'unanimité et dans un silence total, une loi permettant à un député non réélu de toucher pendant 60 mois son indemnité mensuelle nette.

En 2014, selon une information du site Web de l'Assemblée nationale, elle était de 6 952 euros brut. S'y ajoute l'indemnité de résidence, comme pour les fonctionnaires, au taux de 3 %, et aussi une indemnité dite de fonction, égale au quart du montant de l'indemnité parlementaire majorée de l'indemnité de résidence.

C'était la « nouvelle indemnité chômage » des députés, info reprise sur RMC par Jean-Jacques Bourdin qui soulignait que les élus de la gauche à la droite sont, pour une fois, tous d'accord sur un point…

L'information sur la nouvelle indemnité chômage des députés avait été dévoilée par *Le Canard Enchaîné* du 7 février 2007, puis reprise par le *Midi Libre* le 1er mars. Curieusement, ce sont les seuls médias à en avoir parlé. Silence total du côté des télés, radios ou des autres journaux.

Pourquoi se taisaient-ils sur cette affaire ? Sans doute parce que cette loi a été votée en douce, par tous les groupes politiques, UMP, PS, UDF et PCF, qui savent parfaitement s'entendre lorsqu'il s'agit de s'octroyer des avantages sur le dos des Français. Ils ont eu au passage l'intelligence de ne pas toucher aux privilèges fiscaux des journalistes qui sont restés totalement silencieux..!

À l'issue de leur mandat de cinq ans, les députés non réélus percevront à vie un cinquième de ce traitement, soient 1390 euros par mois. Pourquoi cinq ans ? Parce que c'est précisément le temps d'une alternance législative. Chaque député non réélu coûte aux Français plus de 400 000 euros sur cinq ans, sans parler de ce qu'il leur coûtera en retraite à vie.

Ce vote intervenait au moment où les élus nous parlaient des efforts que devront consentir les Français pour réduire la dette, sans dénoncer le train de vie dispendieux de l'État et de ses serviteurs.

Depuis le 1er février 2007, les indemnités mensuelles brutes sont les suivantes :

- Indemnité de base 5 400,32 euros
- Indemnité de résidence 162, 01 euros
- Indemnité de fonction 1 390,58 euros
- Soit un brut mensuel de 6 952, 91 euros

Mais il faut savoir que des retenues obligatoires doivent être déduites du brut mensuel

- Cotisation à la caisse des pensions pendant les 15 premières années de mandat - 1 153,08 euros
- Contribution exceptionnelle de solidarité - 55,62 euros
- Contribution sociale généralisée et contribution au remboursement de la dette sociale - 539,55 euros
- Cotisation au fonds de garantie de ressources - 27 euros
- Soit un net mensuel qui ne sera alors avant impôts "que" de 5 177,66 euros.

On est encore loin du compte, car il faut savoir qu'en exercice, nos parlementaires perçoivent des avantages divers, véhicules de fonction, déplacements gratuits, et autres prises en charge de frais de fonction.

Cela se chiffre à la modeste somme de 17 000 euros par député. C'est sans doute pour que l'on ne dénonce pas leurs avantages que les élites de la république « ferment les yeux » sur certains parachutes dorés !

Il est légitime de se demander, avec un statut privilégié comme décrit ci-dessus, « que connaissent les élus des problèmes réels et quotidiens des Français ? »

On passe ainsi du socialisme à un étatisme antilibéral qui ne donne des gages qu'au grand capital avec lequel les liens sont étroits. Notre République est contrôlée par les élus, les hauts fonctionnaires et les quelque 500 familles qui tiennent le haut du pavé de notre société.

Ces princes de la République s'opposent à la simplification des mille-feuilles administratives des territoires pour servir leurs propres intérêts. Parallèlement ils bloquent les honoraires des médecins pour acheter la paix sociale. Pour satisfaire leur électorat, ces mêmes élus veulent interdire les dépassements d'honoraires des médecins.

Les travaux qui dérapent

Là aussi ce sont des gisements qui pourraient, par transfert, permettre d'équilibrer les comptes sociaux.

La liste est tellement longue que quelques exemples suffiront à se faire une idée.

La France est quadrillée par les voies à grande vitesse du TGV, mais… les trains doivent ralentir compte tenu du coût de l'entretien des « boulons et des éclisses qui se dévissent ».

L'Allemagne, en améliorant les lignes classiques, a développé des services de cars et de bus à haut niveau de confort pour inciter les automobilistes à préférer les transports en commun à moindre coût. Les accidents de TER dont les voies souffrent « d'éclisses qui se dévissent » ont défrayé l'actualité et mis en exergue la vétusté des voies classiques.

L'incohérence des décideurs de la SNCF pour la commande des TER à énergie mixte et des nouveaux trains plus larges est du même ordre : 2000 rames ont été commandées en 2010. Elles sont inutilisables, car quelques 1300 gares ont des espacements de quai insuffisants pour accueillir ces nouveaux TER plus larges. Le coût des aménagements nécessaire serait proche de 100 milliards d'euros.

L'amiante

Elle est partout. La facture du désamiantage de la faculté de Jussieu devait s'élever à 183 millions d'euros, mais s'élèvera au final à près de 2 milliards. Le CHU de Caen est amianté du sol au plafond : il devra être rasé et reconstruit.

Cela devait coûter plus de 400 millions d'euros, selon son directeur. La vraie facture finale sera considérablement alourdie d'environ 150 millions d'euros supplémentaires.

Les prélèvements de vérification de la qualité de l'air des bâtiments coûtent chaque année plus d'un million d'euros.

Les grands hôpitaux voulus par les élus participent au déficit de la Sécurité sociale avant même d'être terminés :

L'hôpital de Creil a couté 200 millions d'euros au lieu des 146 qui étaient prévus. Celui de Toulon 111 millions d'euros au lieu des 80 budgétés. Le nouvel hôpital de Belfort-Montbéliard a vu ses travaux suspendus en 2010. Chaque mois le coût est de 660 000 euros d'indemnités de retard.

On pourrait multiplier les exemples avec les scandales successifs des grands travaux publics, intersections démesurées, immenses tunnels, pour développer les régions … budgets qui flambent.

L'attribution des marchés publics devrait être transparente. C'est loin d'être la règle, car certains élus et partis politiques en profitent. Cela entraîne un gâchis financé par nos impôts et empêche d'alléger la facture sociale.

Moraliser la vie publique

Il a été créé nombre de commissions dans le but de moraliser la vie publique. De telles commissions permettent de « caser quelques ringards » retraités de la politique et relégués par les électeurs.

Il y aurait en France déjà près de 700 commissions, entretenues à grands frais par la République, c'est-à-dire par ses citoyens. La commission Balladur avait, en son temps, travaillé « à fleurets mouchetés », que fera celle présidée par Lionel Jospin ?

Le site Web dreuz.info avait communiqué à l'époque sur cette commission :

> *« Contrairement aux déclarations, des indemnités seraient versées à ses membres. Lionel Jospin toucherait pour ce travail la modique somme de 120 000 euros. Il avait assuré qu'il y renoncerait. Roselyne Bachelot toucherait 82 000 euros alors que les douze autres membres, tous haut-fonctionnaires en exercice, seraient payés 80 000 euros … »*

Était-ce un canular ou la vérité ? Les journalistes en tous cas, n'en parlent plus depuis que Lionel Jospin a été nommé au Conseil constitutionnel.

La situation de l'Europe, qui est menacée par la crise de l'euro et par les « barbares » rappelle celle de la chute de l'Empire romain au Ve siècle.

À force d'étendre son empire, sa défense reposait sur les cohortes de ses marges. Il fallait de plus en plus d'impôts pour entretenir les communications et les légions, mais ceux-ci n'étaient plus collectés.

L'effondrement du système financier et du rendement de ses richesses provenant des mines, des rivières, des sols et des forêts, la pollution de l'eau par le plomb, les dépenses croissantes ont ruiné et affaiblit les Romains.

Devenus trop minoritaires dans leur empire ils se sont effondrés. N'est-ce pas ce qui arrive à la France et à notre système de soins, ruiné par tout ce gâchis ?

La pénurie médicale est-elle un mythe ou une création politique ?

> *« Il faut être conscients des devoirs en matière de santé publique, on ne peut laisser des régions sans médecins et d'autres en surdensité »* a déclaré le Président du CNOM.

C'est une évidence, mais ce n'est pas la réalité.

La situation est de plus en plus tendue dans certaines régions, conséquence d'une mauvaise politique de santé menée depuis 30 ans. Les ministres n'ont pas anticipé l'évolution de la société et se sont trompés.

De mauvaises réformes, dignes de la grande époque des soviets, sont responsables de la pénurie de médecins généralistes et de chirurgiens dans les spécialités lourdes.

Ce poème de Victor Hugo (Napoléon le petit) que j'ai « réactualisé » ne pouvait pas mieux décrire cette situation.

> *« Avec cette pleine puissance, un ministre de génie eût changé la médecine de France.*
> *En huit mois, de l'hôpital peut-être.*
> *Seulement voilà, il a laissé passer sa chance et n'en sait rien faire.*
> *Dieu sait pourtant que le ministre se démène.*
> *Il fait rage, il touche tout, il court, il vaccine.*
> *Il légifère, il se surmène.*
> *Ne pouvant réformer, il décrète.*
> *Il cherche à donner le change sur son inefficacité.*
> *C'est le mouvement législatif perpétuel, mais hélas cette roue tourne à vide !*

Il aime les parlottes, le parler fort, Les réunions et les commissions.
Il commande des vaccins au-delà de raison ! L'épidémie n'était pas une pandémie
Pour la chirurgie, il n'a pas de répit.
La chirurgie est dépecée et écartelée en au moins une douzaine de spécialités.
C'est la fin de l'Internat et du Clinicat.
Après la FMC, le CAPI, c'est la DPC.
Les médecins seront mis en maisons,
Le parcours de soins au-delà de la raison.
Le P4P récompensera les plus disciplinés.
Décidément, la médecine est mal aimée. »

La notion de déserts médicaux, est pour le moins, la conséquence de l'évolution de nos régions où ont disparu les crèches et les petites maternités. Il serait irréaliste de vouloir imposer un lieu d'installation après des études aussi longues.

« Ô ministres intègres, Conseillers vertueux.
À l'heure sombre où l'Espagne agonise et pleure,
Vous n'avez pas jusqu'ici montré d'autres intérêts
Que de vous faire élire et de vous enfuir après.
Soyez flétris, devant votre pays qui tombe. »

La dette sociale

La dette sociale atteint 160 milliards d'euros et va continuer de croître. Elle est constituée de celle de la Sécurité sociale pour 130 milliards d'euros et des 30 milliards de la dette hospitalière.

La pression sur la médecine est devenue insupportable et ne peut en aucun cas permettre de combler ce gouffre financier.

« La France est au bord du précipice. Quel remède à cela ?
L'état est indigent, l'état est épuisé, il n'a plus d'argent et vous avez osé Messieurs, en trente ans ; songez-y, j'en ai fait le compte, dilapider tout notre argent !

L'état s'est ruiné dans ce siècle funeste, et vous vous disputez à qui prendra le reste pour vous, pour vos plaisirs, pour vos filles de joie.
Le peuple misérable, et qu'on pressure encore, a sué plus de deux milliards d'euros avec effort et vous lui en demandez plus encore ! »

D'après Ruy Blas, Victor Hugo était un visionnaire.
Les plans se sont toujours trompés, comment savoir ce que sera la médecine avec dix ans d'avance ?

« Après avoir chanté tous l'été l'Europe est en crise.
L'endettement a submergé une planète cynique.
L'ambiance est explosive dans ce monde atomique,
L'Allemagne ferme ses centrales et rouvre ses charbons.
Dans tout cela, nous ne voyons rien de bon.
Les masses sont à bout et leurs gouvernements à genoux.
Tous les coffres sont vides, et les peuples anxieux attendent de vous, Madame, le geste généreux !
Si vous ne faites rien, demain ce sera la révolution,
À la moindre étincelle, ce sera Mélenchon ! »
« L'heure est grave, le monde est en transe,
Entendez l'Italien et l'Ibère, ils appellent au secours.
La verte Erin et l'Estrémadure n'ont plus de recours,
À la moindre étincelle, le peuple mettra le feu.
Allez, ouvrez votre escarcelle et osez le geste généreux,
Sinon demain en France, il n'y aura plus que des gueux !
Nous serons obligés de retourner garder les moutons,
Ou après cette explosion de retourner à nos violons.
Les cigales ne chantent plus, sous le ciel de François
Après le départ de Nicolas, le peuple reste en émoi.
Vous nous avez, en traversant le Rhin souvent guerroyé.
Ensemble, à présent nous pouvons nous redresser.
Vous êtes maintenant, Madame, notre seule espérance.
Demain vous n'aurez plus d'électricité et nous plus d'essence.
L'Anglais est à genoux et le Yankee à bout.
Bientôt ce seront les Chinois qui domineront tout.
Donnez cet argent des Allemands sur lesquels vous régnez,
Pour que nous puissions continuer de nous reposer.
Nous voulons garder les RTT, la retraite à soixante,
Les congés payés et nos week-ends prolongés. »

Adaptation de l'Impromptu de Berlin de Luc Rosenzweig.

Au Canada cette réforme a fonctionné. En France il faudrait diminuer d'un tiers les dépenses de l'État et des collectivités, ce qui représente 96 % de la dette publique.

Les missions de l'État

Malgré la crise les réformes tardent. Une révision globale des missions étatiques est indispensable, mais nos élus préfèrent porter la pression sur le système social et les médecins.

Le service de la dette de 2000 milliards d'euros ne nous donne plus de marges de financement. Notre triple A est à nouveau menacé à très court terme d'être encore déclassé.

Un « obscur Colonel » en 1932 était mal noté par l'école de guerre. On sait ce qu'il en advint pour ne pas avoir tenu compte des théories de cet homme, un certain Charles de Gaulle. Nommé chef du gouvernement, quand il fallait reconstruire la France, il créa après la guerre l'École nationale d'Administration (ENA) et la Haute École de Santé publique (HESP). En 1958 ce fut le plein temps hospitalier pour moderniser les hôpitaux.

Les temps ont changé et à l'ère de l'informatique nous n'avons plus besoin de tant d'administratifs. La promotion Valmy représentée, autour du Président de la République, par six de ses membres, lors de la précédente mandature, ne s'était pas écartée de ces dogmes, ce qui explique en partie l'échec des réformes ébauchées, elles n'avaient touché que « l'écume des choses ».

L'enfer est pavé de bonnes intentions. À force de vouloir donner des soins de qualité à prix unique et de tout promettre, les listes d'attente vont s'allonger.

Un système de soins ruiné, sans chirurgiens polyvalents, ni médecins généralistes suffisamment disponibles en sera la conséquence.

Telle est la politique menée avec persistance par la nouvelle équipe au gouvernement.

Les tentatives d'inverser cette tendance sont trop timides, elles continuent de se heurter aux dogmatismes des oppositions de tous bords.

On peut même se poser la question :

« Est-ce un moyen cynique pour équilibrer les finances des caisses de retraite de rendre plus difficile l'accès aux soins ? »

Le « *suicide français* » est-il en marche ?

CHAPITRE V

La révolte des soignants

La mobilisation du monde de la santé est-il un symbole de la révolte du corps social ?

« L'appel des soignants » de Mars 2014 venait du fait qu'ils se sentaient de plus en plus réduits à un rôle de simples exécutants, dans un système hyper dirigiste, bureaucratique et déresponsabilisant. On continue de vouloir mettre au pas ceux qui conservaient encore une certaine liberté dans leur exercice : les professionnels de santé libéraux.

La révolte du corps social mobilise également les professions libérales, les agriculteurs, les transporteurs et les artisans contre toutes ces contraintes

Le « cri du collectif de Mars » des soignants et de nombreuses autres corporations n'ayant pas été entendu, la contestation est repartie de plus belle.

Les professions qui manifestent ne sont pas des militants politiques de type bonnets rouges ou des médecins pigeons, mais des citoyens de tous les horizons. Les parents d'élèves, les policiers, les professions réglementées et autres corps sociaux sont accablés par l'injustice de cette politique menée depuis trop longtemps. Tous sont légitimes dans cette colère.

Le système libéral doit être préservé, dans le propre intérêt de l'économie de la santé et de la qualité des soins. Il est seul à pouvoir empêcher que l'hôpital, pourtant surdimensionné, ne soit submergé.

Afin d'essayer de stopper cette évolution qui remonte à de nombreuses années, les "blouses blanches" se mobilisent encore pour essayer d'enrayer l'étatisation du système de santé.

Des médecins, des infirmières, des ingénieurs, des savants quittent la France. Ils partent sans bruit vers la Grande-Bretagne, l'Amérique du Sud, l'Australie ou le Québec.

On estime à 12 000 le nombre d'étudiants en médecine qui partent faire leurs études en Roumanie, Croatie, Belgique ou Espagne : reviendront-ils ?

La crise atteint toutes les corporations des soignants. La santé dépend de 5 ministères que sont la santé, les affaires sociales, l'enseignement, le budget et l'intérieur. Elle a vu la création des hautes autorités, du pôle social de l'Élysée et des agences régionales de santé.

Les schémas régionaux d'organisation des soins de deuxième génération ont compliqué l'exercice libéral par des normes et des contraintes qui ont embolisé les hôpitaux publics. Le Schéma régional d'Organisation sanitaire (SROS III) n'apporte rien de nouveau et ne permettra certainement pas de réorganiser l'hôpital et le cursus chirurgical.

Des tribunaux d'exception sont prêts à siéger contre les médecins qui ne respecteraient pas les normes imposées par les caisses. Les mesures coercitives sur les médecins vont aller à l'encontre du but recherché, donner un accès aux soins pour tous, mais avec des économies.

Les directeurs des agences régionales de santé décideront bientôt de l'avenir, du projet de vie et de l'installation des médecins. Le médecin ne sera plus que l'effecteur du responsable du réseau et devra appliquer à la lettre les abaques définis par les tutelles.

L'âge moyen des médecins à Paris est de 55 ans. Avec les départs à la retraite, c'est très vite un cinquième du corps médical qui va, selon le CNOM, faire défaut.

Ainsi même Paris devient peu à peu un désert médical. Les difficultés de stationnement, les charges d'un cabinet médical sont trop importantes pour un exercice strictement conventionné, ce qui participe à la désertification toujours plus importante. L'impossibilité de trouver un successeur s'accélère dans tout l'Hexagone. La venue de médecins étrangers ne règlera pas cette pénurie. Le problème sera le même pour les médecins territoriaux, car un grand nombre repartira après quelques tentatives d'insertion.

Le cercle vicieux de la révolte sociale est maintenant solidement enclenché chez les médecins libéraux, car ils sont les « dindons » de cette farce. Les urgentistes et les médecins ont fait grève. Les cliniques devaient faire de même en janvier 2015, mais elles ont renoncé.

Les internes des hôpitaux manifestent à nouveau leur mécontentement. Les « évènements » de ce début d'année 2015 avaient suspendu tous ces mouvements qui ont repris en février. Le point d'orgue aura lieu au mois de mars. Cela va-t-il nous mener à un chaos médical ou à une sortie de crise ? Tout converge pour nous faire arriver à un scénario catastrophe par la faute de l'hypocrisie, du dogmatisme, voir même de la corruption de nombre de nos élites qui continuent de brider la santé.

CHAPITRE VI

La crise de la chirurgie

Depuis quelques années, l'opinion publique est régulièrement interpellée par les chirurgiens. Un véritable malaise et une réelle crise d'identité secouent en effet cette profession.

Pendant longtemps, la chirurgie digestive et des « parties molles » était assimilée à la chirurgie générale. Depuis 1998 est apparue une compétence en chirurgie digestive alors que de nombreux chirurgiens généralistes effectuent aussi cette activité.

Le terme qui tend à le remplacer est celui de viscéral, ce qui tient compte de l'activité digestive, mais englobe également les actes apparentés de chirurgie pelvienne, gynécologique ou de chirurgie du sein.

Les causes de cette situation sont multiples tant à l'hôpital qu'en exercice libéral. Elles ne tiennent pas seulement aux revendications des chirurgiens en activité, mais aussi à la crise des vocations.

L'augmentation de la productivité chirurgicale dans le privé n'est pas suivie par celle des hôpitaux. Ces derniers ont pourtant bénéficié de plateaux techniques lourds, mais il n'y a pas toujours un acteur performant derrière la machine. Le retard par rapport à la chirurgie libérale persiste, en particulier pour la vidéo chirurgie.

Le différentiel financier de plus en plus important avec les autres métiers de même durée de formation ou de responsabilité décourage les plus motivés et les pousse à la routine. Cette discordance est associée à un accroissement de la demande et de la pression sociale.

La perte d'indépendance de ce métier très individualiste entraîne une grave crise d'identité. Le chirurgien est devenu un simple acteur social qui se sent de plus en plus enfermé et isolé.

Ira-t-on jusqu'à le baptiser ingénieur de salle d'opération lorsqu'il sera robotisé et soumis à la check-list ?

Les CHU qui ont formé des chefs de clinique hyperspécialisés et performants ont vu leurs postes désertés, car ces derniers étaient partis en clinique.

La division du travail s'est instaurée progressivement entre les établissements publics et les cliniques privées. La grande majorité des jeunes spécialistes opte maintenant à nouveau pour une carrière en CHU ou CHR. Ils en espèrent une relative tranquillité d'esprit et la sécurité de l'emploi.

Cette voie pourrait sembler attractive, car elle apparaît moins risquée, elle facilite le travail en équipe et expose moins aux soucis financiers. Mais il n'en est rien et ils risquent d'être déçus.

Le secteur public

Le budget hospitalier représente déjà près de la moitié des dépenses de santé. Les hôpitaux continuent pourtant de faire l'objet de toutes les attentions.

Le manque de postes valorisant en CHU et la dégradation des conditions de travail à l'hôpital public entrainent de nouveaux départs. La relative faiblesse des salaires en comparaison avec ceux d'autres professions du secteur public, entraîne actuellement nombre de praticiens à démissionner pour partir à l'étranger. Certes, sur le plan juridique l'administration protège les médecins hospitaliers, mais ils sont de plus en plus tracassés par le poids administratif et par les difficultés de carrière.

Les contraintes horaires annexes sont de moins en moins compatibles avec l'activité chirurgicale au bloc opératoire. Les Commissions médicales d'Établissement (CME), les staffs de services ou de pôles, sont chronophages.

Dans leur exercice professionnel les chirurgiens prennent rarement leurs patients en globalité. Les soins sont partagés ou délégués et on leur attribue en moyenne trois fois plus de personnel pour une activité moitié moindre qu'en libéral.

La productivité est également inférieure, conséquence d'une gestion trop lente des blocs opératoires et de l'inertie de la chaîne. Le pouvoir infirmier, celui de l'administration et des urgentistes participent à cette évolution où le chirurgien n'est plus qu'un rouage de la lourde machine hospitalière.

Avec un département d'anesthésie désormais indépendant et l'arrivée des pôles, de la CME, des conseils de surveillance et du directoire, le pouvoir des chirurgiens a diminué

Le rôle du chef-de-service et de sa fonction est insuffisamment reconnu alors que la charge administrative augmente sans cesse. La difficulté de constituer un secteur privé à l'hôpital s'ajoute à ces problèmes.

Chirurgien libéral

Victime de sa réputation d'opulence apparente, la chirurgie libérale a été délibérément sacrifiée par le monde politique.

L'exercice de la chirurgie en établissement privé est devenu un parcours semé d'embûches, 60 % des actes chirurgicaux étaient effectués en libéral, mais actuellement, la tendance s'inverse.

Les contrats d'exclusivité ont disparu et le chirurgien est de plus en plus condamné à l'itinérance. En effet, nombre de cliniques privées ferment ou se transforment, ce qui peut priver certains chirurgiens de leurs lieux de travail et d'une patientèle qui ne les suivrait pas.

L'accréditation des chirurgiens a été imposée dans notre société normative. Les critères sont théoriques et l'on est incapable de dire s'ils seront réellement compétents et bien formés.

Les quotas imposés en cancérologie empêcheront des chirurgiens compétents d'opérer ces patients en dehors des centres accrédités. Or, les praticiens de ces établissements ne sont pas tous chevronnés.

L'état décrète, légifère, impose des normes, crée de nouvelles structures qui paralysent le système libéral. La médecine doit sortir de l'emprise des tutelles. Cette machine accomplit la tâche ruineuse pour laquelle elle a été mise en place.

Elle secrète ses propres services, développe ses systèmes, sans se rendre compte qu'elle stérilise la médecine. Elle enlève l'envie à nos enfants de choisir ces métiers qui ont cessé d'être attractifs et prestigieux pour devenir trop pesants.

Responsabilité du chirurgien

Les responsabilités sont de plus en plus écrasantes, ce qui change totalement le paradigme. Le chirurgien a été formé en milieu hospitalier avec une responsabilité avant tout administrative, la responsabilité juridique personnelle étant des plus limitée. En l'absence de faute pénale ou de faute particulièrement lourde, seul l'hôpital est responsable.

En revanche, en libéral, le chirurgien est personnellement responsable de tous ses actes, même pour ceux qu'il délèguerait.

Cette responsabilité impacte toutes ses décisions professionnelles et lui impose d'accorder la plus grande attention au formalisme et recommandations administratives. Enfin, il n'est pas toujours intégralement couvert par son assurance en responsabilité civile qui devient de plus en plus coûteuse.

Les procédures judiciaires

Près de la moitié des chirurgiens libéraux vont faire l'objet de poursuites judiciaires durant leur carrière, mais la plupart d'entre elles se terminent par un non-lieu. Le fait qu'elles soient engagées, surtout si elles sont injustifiées, est pourtant très mal vécu, notamment quand un huissier vient délivrer une assignation en pleine consultation.

Le temps perdu pour l'expertise embolise un emploi du temps déjà surchargé. Il n'y a aucune indemnisation en cas de procédure abusive. En conséquence de ces situations, le chirurgien opte de plus en plus pour des spécialités lucratives ou hyperspécialisées et sans urgences qui sont moins soumises à ces risques.

Le refus de soins aux titulaires de la CMU peut aussi entraîner des poursuites alors que ce statut n'est pas toujours justifié par la situation réelle des ayant-droits.

Les revenus

Le chirurgien libéral est payé à l'acte. Ces actes sont cotés par la lettre clef "K", établi en 2014 à 2,09 euros. Chaque intervention est affectée d'un coefficient multiplicateur, la plupart des interventions se situant entre K 50 et

K 150, soit une valeur de 100 à 300 euros au tarif opposable.

La valeur des actes est quasiment restée inchangée depuis plus de vingt années durant lesquelles elle n'a augmenté que de 6,5 %. Dans ce système de recettes figées et de charges en perpétuelle augmentation, si l'on veut que l'exercice apporte un bénéfice, il n'y a que deux variables d'ajustement, demander des suppléments d'honoraires et/ou augmenter l'activité.

La faible valeur des actes peut exposer le chirurgien à la tentation de multiplier le nombre des interventions. L'obtention de créneaux opératoires liée à la concentration des plateaux techniques complique la donne.

Les quotas lui interdisent enfin de pratiquer certains actes en dehors de centres agréés et hyperspécialisés, en particulier pour la cancérologie.

De 1970 à 1973, la valeur de la lettre clé "K" suit sensiblement l'inflation, donc le niveau de vie du chirurgien reste stable.

De 1974 à 1980, avant l'heure des honoraires libres, on a assisté à une perte de plus de 20 % du pouvoir d'achat, ce qui incita Raymond Barre à inventer le secteur II dans lequel les compléments d'honoraires ne sont pas remboursés.

En 1980, pour compenser la chute des honoraires chirurgicaux, le ministre de la Santé a autorisé les chirurgiens, sous certaines conditions, à majorer leurs honoraires. Ils deviennent libres en secteur II.

En contrepartie, l'assurance maladie prend en charge une partie des charges sociales des chirurgiens restés en secteur I, à honoraires strictement conventionnés. La possibilité de fixer librement leurs honoraires donne une véritable bouffée d'oxygène aux chirurgiens du secteur II, la limite étant la solvabilité des patients, le tact et la mesure…

De 1981 à 1994, on assiste à la poursuite de la chute pour tous les secteurs de la spécialité.

De 1992 à 1994, l'émergence des actes sous cœlioscopie comme les cholécystectomies, hernies, appendicectomies, ont conduit les praticiens à facturer des ajouts vivement contestés à l'époque. Mais la valeur de la lettre-clé KC reste vissée à 13,7 francs. En 1994, un chirurgien conventionné gagne moitié moins qu'en 1970.

En 1995 on constate une amélioration avec les avancées à la Nomenclature générale des Actes professionnels (NGAP), et l'apparition des lettres-clés KFA et KFB.

La forte progression de certaines charges comme la RCP et la CARMF explique la reprise de la chute du revenu après 1996, qui égale son record en 2004. C'est alors de moitié que le pouvoir d'achat d'un chirurgien de secteur I a chuté.

D'aumône en aumône, la contestation enfle et amène le législateur à accorder une nouvelle lettre, intitulée « Majoration temporaire de Chirurgie (MTC) », majorant une cotation de 11,5 % pour les actes déjà cotés en KFA ou en KFB.

En 2004, pour éviter la grève des chirurgiens, Xavier Bertrand, alors ministre de la santé avait fait la promesse de réévaluer de 25 % leurs honoraires.

En 2005, c'est l'arrivée de la Classification commune des Actes médicaux (CCAM) qui ne tiendra pas compte de cette promesse... de politicien. La nomenclature se complique encore. Chaque acte est codé avec un tarif spécifique.

Cela devient incompréhensible. Des modificateurs cotés J, dit de majoration transitoire, permettent d'augmenter les tarifs de 6,5 % pour tous les chirurgiens. Un modificateur K autorise une majoration supplémentaire de 11,5 % pour les chirurgiens restés en secteur I et pour ceux qui ont opté pour le secteur II optionnel.

Au tarif de la convention, plus de la moitié des actes chirurgicaux rapportent toujours moins de 200 euros à l'opérateur. Ce tarif ne permet même pas de faire face à l'augmentation des charges.

En 2007, pour une activité identique, un chirurgien installé en secteur I avait un pouvoir d'achat inférieur de 40 % par rapport à 1970. S'il avait l'ambition d'avoir le même niveau de vie, il serait nécessaire que l'Assurance Maladie augmente les tarifs conventionnels de 60 %.

Un grand nombre de patients sont soignés au tarif conventionné : ceux à la CMU, à l'AME, ou ceux ayant des faibles moyens et qui n'ont pas de mutuelle. Il en est de même pour la plupart des patients opérés en urgence ou en accident de travail, ainsi que les patients traités pour cancer.

Le dépassement d'honoraires, qui est donc la seule variable dont disposent les chirurgiens pour éponger l'augmentation des charges, n'est pas appliqué à près de la moitié des patients.

On reproche aux chirurgiens à honoraires libres de limiter l'accès aux soins, mais les dépassements excessifs qui atteignent parfois plus de cent fois le tarif de la nomenclature sont ceux, très exceptionnels, de quelques ténors hospitaliers.

Ceux-ci soignent les « golden boy » du CAC 40 et les membres d'une haute société hors norme. Ils pourraient facilement être ciblés et contrôlés si le législateur le souhaitait.

Ce ne doit pas être l'arbre qui cache la forêt, car cela ne concerne pas la chirurgie des libéraux dont les dépassements respectent, dans la grande majorité, le tact et la mesure.

Ce supplément d'honoraires n'est pas remboursé par les caisses et reste du ressort des mutuelles complémentaires. Ce n'est pas le coût global des actes chirurgicaux qui est prohibitif, mais l'absence de solvabilité des organismes sociaux de notre système de soins pour les rémunérer.

La plupart des actes chirurgicaux se situant entre K 50 et K 150, soit une valeur de 100 à 300 euros au tarif opposable.

La moyenne des dépassements d'honoraires est actuellement de 90 à 200 euros pour une cataracte et de 74 à 78 euros pour un accouchement. Leur montant total en 2014 est évalué à 30 % des honoraires remboursables.

Cette somme est très inférieure aux dépenses en produits cosmétiques ou en jeux électroniques dans nos foyers.

Prenons l'exemple de l'évolution des tarifs d'une intervention lourde comme la prothèse totale de hanche cotée K 220.

Les DP moyens pour ces prothèses sont de 225 à 450 euros.

En « francs constants », le prix de la prothèse devrait être facturé plus de 2000 euros, si l'on tient compte de l'explosion des charges.

Année	Francs	Euros	Indice K	Tarifs en F	Tarifs en €
1970	4,85	0,74 €	220	162,66	100,00 €
1971	5,20	0,79 €	220	174,40	107,22 €
1973	5,60	0,85 €	220	187,82	115,47 €
1976	6,80	1,04 €	220	228,06	140,21 €
1979	6,80	1,04 €	220	228,06	140,21 €
1980	9,20	1,40 €	220	308,56	189,69 €
1981	10,25	1,56 €	220	343,77	211,34 €
1982	10,75	1,64 €	220	360,54	221,65 €
1983	11,50	1,75 €	220	385,70	237,12 €
1984	11,65	1,78 €	220	390,73	240,21 €
1985	12,35	1,88 €	220	414,20	254,64 €
1986	12,45	1,90 €	220	417,56	256,71 €
1988	13,00	1,98 €	220	436,00	268,05 €
1990	13,50	2,06 €	220	452,77	278,36 €
1993	13,70	2,09 €	220	459,80	282,68 €
à 2014	13,70	2,09 €	220	459,80	282,68 €

On pourrait multiplier les exemples. Il est plus limpide de se référer aux honoraires pratiqués en Europe :

Voici ce que gagnent nos confrères pour une base de 100 euros en France :

France	100 euros
Belgique	112 euros
Allemagne	218 euros
Angleterre	407 euros
Italie	443 euros
Suisse	780 euros
Espagne	1063 euros

Les assurances privées pourraient financer les compléments d'honoraires si l'on sortait du dogme de la « médecine à prix unique ».

Les futurs opérés qui ont des exigences particulières ou dont la situation économique le permet sont prêts à accepter la liberté tarifaire nécessaire. La qualité du service rendu, la compétence et la notoriété particulière du praticien doivent être reconnues et honorés.

Le pouvoir d'achat du chirurgien

Quel est le revenu réel disponible du chirurgien ? Il n'est certes pas smicard et dans l'absolu, on ne pleure pas sur son sort. « Les médecins ne sont pas à plaindre » entendons-nous souvent. Cependant, si l'on compare leur niveau de vie actuel à celui de leurs aînés des années soixante-dix, on tombe de haut.

La chute de leur pouvoir d'achat est considérable. Cet effondrement participe à la crise, comme la baisse des revenus de beaucoup de français. La chute de la consommation et l'augmentation du chômage en sont les conséquences. Ainsi, les chirurgiens utilisent de moins en moins de personnel dans leur exercice, mais également dans leur vie privée.

Les charges professionnelles

Ces charges obligatoires sont incompressibles ; elles augmentent exponentiellement au point que cette explosion n'est plus tenable sans une liberté tarifaire. Elles sont susceptibles de faire disparaître le mode d'exercice libéral au profit d'autres modes d'exercice et de rémunération tel le contrat d'exercice global ou le salariat.

Trois amendements votés à l'Assemblée nationale (Door, Bur et Preel) auraient vidé de tout sens la notion du contrat chirurgical s'ils n'avaient pas été censurés par le Sénat, mais ils reviendront pourtant dans les décrets d'application de la loi Bachelot.

De nombreuses critiques, notamment de la part des politiques, accusent le système de libéralisation des honoraires d'instaurer une médecine à deux vitesses, mais le but de l'État est avant tout que cette libéralisation ne coûte pas un centime à l'Assurance Maladie. Le chirurgien libéral est devenu un chef d'entreprise, ce à quoi il n'a évidemment pas été préparé lors de sa formation.

Les charges qui lui incombent sont multiples : Il est employeur d'un personnel de secrétariat, utilise des aides opératoires sans lesquels rien n'est possible. Le coût du cabinet d'exercice augmente sans cesse, qu'il s'agisse du loyer ou de l'amortissement, en cas d'achat des locaux.

Il faut ajouter le coût du matériel consommable, du matériel informatique, les mises aux normes itératives des locaux pour les handicapés, la sécurité incendie, etc.

Viennent encore les charges purement professionnelles comme les reversements à l'établissement dans lequel il opère, les frais de déplacements et de comptabilité pour laquelle l'aide d'un professionnel est incontournable. Quand ces reversements sont trop bas, le fisc s'en mêle.

Ces reversements peuvent faire alors l'objet de redressement par l'administration, car ils sont considérés comme des avantages en nature.

S'additionne enfin à cette liste l'hydre des charges sociales, la CARMF, l'URSSAF, les complémentaires assurantielles, CSG, la RDS, la CRDS et les assurances professionnelles.

La CARMF

Elle comprend les cotisations au régime de base, au régime complémentaire, au régime de prévoyance, l'Allocation supplémentaire de Vieillesse (ASV) et à l'Allocation de Remplacement de Revenu (ARV) depuis 1988.

Par rapport à 1970, la cotisation en secteur I a presque été multipliée par quatre. Concernant les cotisations retraite, l'évolution démographique de la profession, fait craindre une augmentation dramatique dans les prochaines années. Or cette retraite est modeste, en moyenne de 3000 euros par mois, à comparer avec celle des grands chefs d'entreprises ou des élus, qui est bien plus considérable

L'URSSAF

Avant 1974 les cotisations sociales étaient forfaitaires, elles sont maintenant déplafonnées. Les médecins du secteur I, dont 1000 anciens chefs de clinique, ont leurs honoraires bloqués. Ils bénéficiaient, en compensation, d'une prise en charge des cotisations par les caisses. La Cour des comptes a demandé que cet avantage soit abrogé.

La RCP

L'Assurance en Responsabilité civile (RCP) coûte trop cher. En francs constants, les primes d'assurance ont eu une croissance rapide à partir de 1995 avec la multiplication des procédures, pour être multipliées par six en 2005 par rapport à 1983.

Cette croissance des primes n'est plus le fait de l'augmentation du nombre des procédures judiciaires, car ce chiffre s'est stabilisé depuis les années 2000. Par contre les indemnités accordées par les juges ont considérablement augmenté et dépassent les plafonnements.

La loi des finances de 2012 avait porté le plafond des indemnités par sinistre à 8 millions d'euros. Cela laisse toujours peser une épée de Damoclès sur la profession, car les condamnations pouvaient atteindre et même dépasser 10 à 12 millions d'euros.

L'Office national d'Indemnisation (ONIAM) peut régler la différence, mais se retournera contre le praticien. La participation des assurés aux risques par la souscription d'une assurance spécifique, serait une solution logique. Il faudrait la mettre en place sans retard.

Les indemnités accordées par les juges en cas de condamnation ont cru de façon inexplicable. Les assureurs ont donc été contraints d'augmenter dans la même proportion les cotisations : elles peuvent dépasser 100 000€ par an.

Certains assureurs ont même décidé de jeter l'éponge et de se retirer de ce marché. Après deux refus, l'État est tenu de prendre le relai, car l'assurance est obligatoire.

Si rien n'est fait pour enrayer cette spirale infernale, il sera tout simplement impossible de trouver un assureur qui veuille bien prendre en charge certains chirurgiens.

On notera enfin que la prime d'assurance RCP est forfaitaire, nullement proportionnelle à l'activité opératoire, au chiffre d'affaires ou au secteur d'activité.

Le chirurgien hyperspécialisé cherche à échapper à ces risques tout en diminuant le coût de son assurance.

Les autres charges

Beaucoup d'autres charges sont également en croissance rapide. Le juste prix du producteur de soins, comme celui des denrées alimentaires, ne doit plus être contrôlé par la chaîne de distribution, mais par la qualité de ses acteurs. La santé est un puissant moteur économique, source de richesses et d'emplois pour la Nation.

La crise en chirurgie viscérale libérale est une menace réelle pour la qualité et la disponibilité pour les patients. Elle est menacée d'une grave pénurie et devra faire l'objet d'une attention particulière sous peine de disparaître purement et simplement dans le cadre de la convention.

Avec les fermetures de nombre de ces établissements et leur regroupement, il est parfois difficile d'avoir des créneaux opératoires. Cela incite de plus en plus de praticiens à l'itinérance et à choisir les spécialités à honoraires libres.

Perspectives d'avenir

« Les vaches, sous réserve d'être bien sélectionnées, donnent plus de lait si on les laisse paître librement. Les meilleures étant récompensées dans les concours agricoles. »

Le chirurgien n'est pas une « vache à lait ». Il n'est plus sélectionné par les concours. Il est tellement critiqué et vilipendé qu'il est devenu de moins en moins productif

Les adjectifs « je suis harassé, suspecté, trop judiciarisé, non reconnu ». reviennent en permanence dans le ressenti de nombre de ces praticiens.

Il est certain qu'à l'heure de la civilisation des loisirs, où tout s'arrête dès le vendredi midi, la pénibilité, les horaires et la lourdeur de ce métier méritent d'être reconnus et récompensés, car ce ne sera jamais un exercice à mi-temps.

Avec l'exposition judiciaire, de plus en plus de chirurgiens ont la sensation de travailler sous pression où le moindre faux pas risque d'entraîner ipso facto une procédure judiciaire.

Nos jeunes chirurgiens en formation l'ont-ils bien compris en réclamant la semaine de 48 heures ? Comment leur apprendre les techniques modernes alors que beaucoup d'entre eux ne veulent plus sacrifier leur vie personnelle pour se former.

Comment un chirurgien installé peut-il se recycler alors qu'il doit changer constamment d'établissement suite aux fermetures de nombre d'entre eux ?

L'explosion des technologies nouvelles a apporté une nouvelle donne. Nos enfants, adeptes des jeux électroniques, seront demain certainement à l'aise devant la console d'un robot s'ils optaient un jour pour la chirurgie. Mais qui pourra leur apprendre la chirurgie traditionnelle si le chirurgien généraliste a disparu ?

Il faut donc sincèrement se poser la seule vraie question :

« Par qui serez-vous opérés demain ?

CHAPITRE VII

La chute des vocations

L'analyse des statistiques de l'ordre des médecins ou de l'assurance maladie ne laisse guère de doute. Depuis 1984, l'effectif des chirurgiens viscéraux est passé de 5 % à moins de 3 % de l'ensemble des médecins en activité libérale ou publique.

Le taux moyen d'évolution des effectifs en chirurgie viscérale est en chute de 2 % par an depuis 1989. Cette chute régulière puise ses causes dans un bouleversement profond de la profession.

Il n'en va pas de même dans les autres spécialités comme on peut le voir dans une étude de la Direction de la Recherche, des Études, de l'Évaluation et des Statistiques (DREES) de 2007

On constate que la proportion de chirurgiens viscéraux passe de 10 % en 1984 à moins de 4 % en 2007.

Cette chute se poursuit, il y a de nos jours plus de radiologues et de médecins du travail que de chirurgiens viscéraux.

Pourquoi ne veut-on plus être chirurgien en 2015 ? Ce métier nécessite une formation particulièrement longue, additionnant la formation médicale commune, les cinq années d'Internat et les deux d'assistanat hospitalier.

On arrive au minimum à treize ans avant de parvenir à une indépendance professionnelle complète permettant une installation dans le secteur libéral. La durée de ces études est donc ressentie par le candidat comme un investissement dont légitimement il se sent en droit d'attendre un retour ultérieur.

Cette période de formation est en outre particulièrement prenante avec les interventions au bloc opératoire, les cours et les gardes d'urgence qui saturent vite l'emploi du temps.

Ces contraintes étaient, il n'y a pas si longtemps, bien acceptées par les candidats qui se pressaient nombreux pour le peu de places disponibles. Seuls les mieux nommés au concours de l'Internat pouvaient y prétendre. Ils s'engageaient dans un métier à haute responsabilité, grande respectabilité et forte rémunération.

Dans l'esprit de la société, le chirurgien est de plus en plus considéré comme « un prestataire de services » dont les résultats sont banalisés.

« Je cotise, donc j'ai droit ! »

À force de tout promettre aux patients ceux-ci comprennent de plus en plus mal que l'acte chirurgical présente certains aléas inéluctables.

Dans le secteur public, l'omniprésence de l'administration a depuis longtemps contrôlé et « dressé » le pouvoir médical.

Dans le secteur libéral, les praticiens sont exposés à la même évolution, car les cliniques sont maintenant contrôlées par des chaînes, des groupes financiers et des fonds de pension.

Les pressions sur les médecins se multiplient pour qu'ils renoncent aux honoraires libres. C'est le cas en particulier dans les établissements qui souhaitent participer au service public pour accueillir les urgences. De plus, on assiste à une augmentation importante du nombre de procédures judiciaires et à la chute du pouvoir d'achat.

Les rapports sur la chirurgie se sont accumulés, sans grands résultats, comme ceux de Mrs. Marescaux, Vallancien, Aubart, Cuq et des Académies nationale de Chirurgie et de Médecine.

Ces rapports ont porté le débat sur la place publique et ont mis en exergue le fait que les revenus des chirurgiens publics ou privés sont notoirement insuffisants. Ils proposent de faire évoluer les modes de rémunération, tel le contrat d'exercice global ce qui est utopique, car les budgets eux n'évolueront pas.

Le contrat d'exercice global présente quatre dangers :

1. Le premier est la mise en coupe réglée du chirurgien libéral. Un contrat rigide subordonné le transformerait en un fonctionnaire soumis à des quotas, Il perdrait alors toute indépendance et pourrait être condamné à l'itinérance.
2. Le deuxième est fiscal : l'administration compte tenu de cette subordination, risquerait de réintégrer dans les revenus certains avantages consentis par les contrats des cliniques privées. La mise à disposition des services de secrétariat ou de l'aide opératoire à titre gracieux venant compenser les engagements de modération des honoraires.
3. Le troisième est juridique. Les contrats ont toujours été l'objet de litiges et de contestations. La prise de contrôle des cliniques par les fonds de pensions risque de le faire évoluer vers un véritable salariat soumis aux charges sociales.
4. Le quatrième est financier, car ce cout sera grevé par la car création d'une nouvelle administration pour les contrôler.

Le stress au bloc opératoire

Anesthésistes et chirurgiens disaient encore récemment que le stress n'était pas au bloc, havre relatif de paix, car on y fonctionne en vase clos. Ce n'est plus vrai, car l'équipe du chirurgien s'est désagrégée avec la fermeture de nombreuses cliniques privées.

Les chirurgiens évaluent leur stress à un niveau de 8 sur une échelle de 10. Ce stress peut avoir de graves conséquences pour les patients et pour ces professionnels.

Les procédures judiciaires sont en progression régulière, ce qui aggrave les sources de stress entraînant pour certains des addictions pour y pallier. Le taux de suicide est deux fois plus élevé que la moyenne des professions médicales. Près d'un tiers des praticiens de bloc se disent « proches de craquer », en raison de ce niveau de stress qui s'amplifie chaque année.

Selon les résultats d'une enquête menée par l'Association de prévention du risque opératoire, un épuisement professionnel pourrait entraîner une augmentation des accidents opératoires,

L'augmentation des tâches administratives, des pressions financières, de la productivité et des risques judiciaires retentissent sur la vie professionnelle et privée des praticiens.

Beaucoup de chirurgiens maîtrisent tous les imprévus de leur pratique, exerçant ce métier avec passion et retrouvent avec un réel plaisir l'ambiance si spéciale de l'équipe du bloc opératoire.

Le savoir-faire chirurgical se perpétue dans nos hôpitaux publics et dans nos cliniques privées. Mais nombre de praticiens appréhendent la charge de travail quotidienne et quittent l'hôpital.

Une réorganisation indispensable

Cette excellence est menacée par un acharnement à vouloir casser ce corps de métier leader dans son domaine. Ni le ministère de la Santé, ni celui des Affaires étrangères ne s'intéresse à cette aura de la chirurgie française et à sa promotion mondiale.

Nos hospitalo-universitaires et nos penseurs de la république devraient prendre conscience que des spécialités élargies sont irremplaçables. Ce savoir-faire risque de disparaître avec la retraite des derniers chirurgiens généralistes en activité.

Nous nous sentons bien seuls à porter le flambeau de notre pays. Or c'est la France que nous exportons, soit en accueillant nos collègues qui veulent apprendre, soit en allant les former sur place.

Nos écoles de chirurgie forment des spécialistes venus du monde entier pour apprendre la *French Touch*.

Les spécialistes outre-Atlantique l'ont bien compris quand ils nous témoignent une certaine admiration devant un savoir-faire qui compense les insuffisances des budgets. L'habilité, la simplicité de la gestuelle et la parcimonie dans l'utilisation des matériels y sont légendaires bien au-delà de nos frontières.

Nos voisins ont créé un *Surgery European Board* alors que la France, dans son exception, a supprimé la spécialité de chirurgie générale, la considérant comme obsolète : no comment !

Le développement d'écoles de chirurgie avec de véritables laboratoires associant des simulateurs informatisés et des accès au modèle animal permettrait d'accélérer cet enseignement.

L'AP-HP envisage de transférer l'école de chirurgie du Fer-à-Moulin à l'Hôtel-Dieu ou dans l'École nationale Vétérinaire (ENVA) à Maisons-Alfort. À ce jour rien n'est encore décidé, mais pour les chirurgiens le temps perdu en déplacement serait pénalisant.

La plupart des sociétés françaises qui fabriquent les matériels chirurgicaux disparaissent, étranglées par le poids des charges. C'est toute une technologie qui s'évapore à l'étranger pour fabriquer en Allemagne, aux États-Unis, au Japon ou en Chine des instruments chirurgicaux conçus par nos spécialistes.

Il y a pire : lorsqu'une petite firme française de prothèses orthopédiques reconnue pour la qualité de ses produits, fait une erreur vénielle en oubliant le marquage du « label CE », la tutelle, lui inflige des sanctions.

Ce label n'est pas un gage de qualité, il donne simplement le droit de libre circulation sur l'ensemble du territoire de l'Union européenne. Ces sanctions sont totalement disproportionnées par rapport au risque affiché comme nul, arguant du parapluie d'un principe de précaution, au péril même de la survie de l'entreprise.

Dans d'autres domaines, certaines sociétés ont pris des mesures inadaptées venant de leurs plus hautes sphères et en ont subi de coûteux échecs, voire même une disparition pure et simple. C'est une vraie menace en ce qui concerne la chirurgie française.

Pour les éviter, l'expérience des acteurs de terrain comme était celle des peuples premiers serait irremplaçable. Cassandre avait annoncé la chute de Troie, ce qui a fini par arriver.

La querelle entre les anciens et les modernes serait stérile, s'il n'en sortait pas un progrès, comme ce fut le cas en littérature. La spécialisation de la chirurgie est un progrès incontournable, mais l'urgence nécessitera, comme aux armées, un enseignement spécifique.

Certains de nos collègues quittent alors le pays sans bruit pour aller développer les progrès qu'ils ont mûris dans leur expérience en France et rejoignent des hôpitaux étrangers où les chirurgiens sont plus respectés.

C'est un miracle que d'autres « s'accrochent toujours » pour que le drapeau de notre corporation flotte encore au vent. Qui s'en rend compte et qui le regrette au pays de l'égalitarisme béat et du « toujours plus de gratuit » ?

Ce sont nos patients !

Ces exigences, attendues par ceux qui se confient à nous, sont très bien comprises par nos malades. Certains nous gratifient encore au-delà des honoraires versés, parfois de cadeaux que la loi a l'outrecuidance d'imposer, car ils sont assimilés aux avantages en nature.

Ces attentions de la part de nos patients nous touchent profondément par leur valeur émotionnelle bien plus que par leur valeur marchande. Elles traduisent sans parole la confiance et l'estime qui nous sont prodiguées en regard des attaques récurrentes contre la profession.

Certains opérés le comprennent, ou pour le moins ceux qui reconnaissent encore que leur chirurgien est un maître d'œuvre de leur santé, travaillant pour les sauver ou les soulager.

Un texte écrit par Philippe Bouvard et que j'ai réinterprété à ma façon illustre cette situation.

« Rendez-nous nos élites médicales, car nous avions la meilleure médecine du monde.
Abandonnez ce numerus clausus sévère qui ouvre les vannes d'arrivée de médecins venus d'hors hexagone.
Fidélisez nos jeunes médecins qui ne veulent pas aller dans les déserts où déjà crèches et services sociaux ont péri.
Nos enfants qui se battent pour leurs diplômes sont sans travail ou partent à l'étranger.
Il leur appartient de vous demander de vous en rendre compte, obligés qu'ils sont de s'expatrier pour travailler sous des cieux plus radieux.
Nos internes sont à bout, harassés par les gardes et les nuits sans sommeil.
Défendez notre médecine libérale pour permettre un accès aux soins à nos malades de plus en plus anxieux !
Prenez garde, car demain dans notre beau pays il n'y aura plus que des gueux.
France je t'aime, mais désolé, je vais être obligé de te quitter, car tu n'as pas su nous protéger.

« La santé, économie de l'avenir, oui ! »
« La chirurgie, non ! »

CHAPITRE VIII

Les organismes de la santé

Les lois Savary (1982-1984) sur l'université, les ordonnances Juppé de 1996, les lois Kouchner de 2002 et la loi HSPT de 2011 ont créé de nouveaux organismes.

Qui connaît le rôle de tous ces organismes qui souvent se contredisent et entraînent une inflation de dépenses inutiles ? Pour le profane, les sigles tous plus mystérieux les uns que les autres se multiplient. Ils rendent notre vocabulaire incompréhensible.

Les acteurs de ces organismes sont animés par la même pensée négative sur la médecine libérale, ce qui explique sa mise en coupe réglée par de multiples contraintes. Le système fiscal et assuranciel trop pesant dissuade les médecins retraités de poursuivre une activité à temps partiel.

Ils pourraient participer, de par leur expérience de la chirurgie générale et de la cœlioscopie, à l'enseignement et à la réorganisation de la chirurgie.

Le vœu du Président de la République est de refonder la médecine libérale, mais tout un chacun sait que les promesses n'engagent que ceux qui y croient.

La Révision générale des Politiques publiques (RGPP) avait annoncé plus de 300 mesures de simplification et ce, sans aucun effet.

Parmi ces mesures figurait le Conseil de Modernisation des Politiques publiques (CMPP) qui envisageait de simplifier l'Organisation du Système de Soins (OSS).

A contrario le Schéma régional d'Organisation sanitaire et sociale (SROSS) a mis en place des réseaux de plus en plus complexes. En 2012, le gouvernement de Jean-Marc Ayrault lance la modernisation de l'action publique (MAP) en lieu et place de la RGPP sans résultat.

L'absentéisme de si nombreux salariés dans les caisses d'assurance maladie, taux deux fois plus élevé que dans le privé, ainsi qu'un personnel en surnombre, aurait dû inciter le législateur à simplifier toutes ces structures au lieu de les multiplier.

Cet absentéisme, qui est de l'ordre de 5 % dans le privé, atteint onze points dans la fonction publique hospitalière, et dépasse ces onze points dans la fonction publique territoriale.

Le ministère des sigles

Les 26 Agences Régionales de Santé et de Solidarité (ARSS) mises en place en 2010 fonctionnent sous directorat d'état. Elles nomment les directeurs d'hôpitaux quand ils ne sont pas nommés directement par le conseil des ministres. Les Observatoires régionaux de la Santé (ORS), La Direction générale de l'Organisation de Soins (DGOS), les Agences Régionales de l'Hospitalisation (ARH), DDASS, DRASS, CRAM, HASP et autres administrations y sont regroupés.

Ils travaillent sans réelle transversalité et veulent contrôler l'ensemble de la médecine libérale. Les missions d'appui (MAINH et MEAH) vont être transférées dans les directions de l'hospitalisation. Les investissements sont allés à 99 % à l'hôpital.

La Haute École de Santé publique (HESP) a été créée à Paris après la dernière guerre en même temps que l'École nationale d'Administration (ENA) pour réorganiser le pays en ruine. La Haute Ecole a été transférée ensuite à Rennes où elle forme les personnels administratifs et les directeurs d'hôpitaux.

Elle participe, de par ses ramifications dans les ministères, à la mise sous tutelle de la médecine libérale. Une part de l'enseignement sera dévolue à l'École Supérieure des Sciences économiques et commerciales (ESSEC) pour insuffler la notion de rentabilité d'entreprise.

Cela suscite un tôlé dans l'HESP qui ne veut pas reconnaître ses responsabilités dans le gouffre financier qui menace d'effondrement de notre système de soins. Elle est en grande partie responsable de la pensée unique qui gouverne la médecine.

La Direction de la Recherche, des Études, de l'Évaluation et des Statistiques (DREES) contrôle différents observatoires, dont l'Observatoire national de la Pauvreté et de l'Exclusion sociale (ONPES).

La Haute Autorité de Lutte contre les Discriminations et pour l'Égalité (HALDE) a été créée par la loi du 30 décembre 2004. Elle aide toute personne à identifier les pratiques discriminatoires et à les combattre. Elle peut se saisir elle-même et exiger des documents et des preuves que la victime n'aurait pas pu obtenir.

L'Établissement de Préparation et de Réponse aux Urgences sanitaires (EPRUS) a été créé en 2007 pour gérer les crises sanitaires de grande envergure, mais le rôle essentiel des soignants est oublié.

Le refus de sa direction générale de faire participer les médecins à la campagne de vaccination lors de l'épidémie de grippe aviaire H1N1 en témoigne.

L'Institut national du Cancer (INCA) est une structure qui coordonne l'ensemble des acteurs de la cancérologie et donne une visibilité internationale à la politique de recherche. C'est à cet institut et aux collèges que l'on doit les quotas fixés par la circulaire DHOS/INCa du 26 mars 2008 qui vont paralyser les chirurgiens libéraux.

L'Inspection générale des Affaires sociales (IGAS) assure depuis 2007 le contrôle et l'évaluation de la mise en œuvre des politiques publiques de la Sécurité sociale et de la prévoyance sociale, de la protection sanitaire et sociale, du travail, de l'emploi et de la formation professionnelle.

Avec de telles compétences, comment peut-il subsister encore autant de cas de fraudes à notre époque du *tout informatisé ?* On estime à plus de 10 millions le nombre de fausses cartes vitales en circulation.

Le Conseil national de l'Ordre des Médecins (CNOM) s'est rarement opposé à l'État. Dans ces conditions, il ne faut peut-être pas s'étonner que la mission Legmann, demandée par le Président de la République dans le but de refonder la médecine libérale, ne s'écarte pas de la loi.

Le Conseil national de l'Ordre des Pharmaciens (CNOP) a adopté le Dossier pharmaceutique (DP) qui recense pendant quatre années toutes les prescriptions du patient. Évitera-t-il les trafics avec les cartes vitales et la fin du monopole des pharmaciens ?

Le Conseil Stratégique des Industries de la Santé (CISS) mériterait, quant à lui, d'être regroupé ou transféré dans les ARS. L'Agence française de Sécurité sanitaire des Produits de Santé (AFSSAPS) est devenue l'ANSM veille sur la qualité. Elle est contournée par la vente sur Internet qui permet de commercialiser toutes les contrefaçons.

L'Autorisation de Mise sur le Marché (AMM), le Service médical rendu (SMR) et l'Amélioration du Service médical rendu (ASMR) sont contrôlés par la Haute autorité de santé. Leurs experts et leurs conseillers ne sont pas toujours indépendants, prisonniers des lobbies et des dogmes. On est en droit de se poser des questions sur certains prix accordés.

De nouveaux hauts conseils créés sous le règne de Jacques Chirac ont multiplié encore plus les structures : le

Haut Conseil pour l'Avenir de l'Assurance Maladie (HCAAM) dirigé par le président de la Cour des Comptes s'est vu confier la mission de veiller à l'égalité d'accès à des soins de qualité et à la cohésion sociale. Quant à la Haute Autorité de Santé elle n'a fait que remplacer l'agence nationale d'accréditation et d'évaluation de la santé.

Cette dernière avait pour but de structurer davantage le fonctionnement du système de soins, d'éprouver la qualité et l'utilité de ce que l'on rembourse et d'entrer dans des démarches exigeantes d'évaluation des pratiques et d'accréditation.

Le Haut Comité de La Santé Publique (HCSP) a piloté, sous la responsabilité du ministère, la campagne de vaccination contre la grippe H1N1.

Le taux de couverture vaccinale devait être de 95 % pour protéger efficacement une population. Seulement un quart de la population a été vacciné, fort heureusement, car cette épidémie sera des plus bénignes. La crainte des effets secondaires, les avis contradictoires et le refus des autorités de faire participer les médecins libéraux à cette campagne sont responsables de cet échec qui fut salutaire.

Le Conseil national de la Chirurgie (CNC) a vu le jour à la suite des arrêtés du 15 octobre 2004. La nomination de ses membres est parue au journal officiel, signée par messieurs Philippe Douste-Blazy, ministre de la Santé et François Fillon, ministre de l'éducation nationale.

Ses 46 membres ne sont pourtant pas parvenus, par leurs propositions, à apporter des changements notables et positifs dans la crise de la chirurgie, à cause d'une politique d'immobilisme notoire.

Les accréditations

Les organes d'accréditation et de certification se sont ensuite multipliés au prétexte d'une médecine parfaite.

L'accréditation est une démarche individuelle du praticien dont le but est de diminuer les risques de la spécialité.

Elle est incitée par des avantages financiers. Elle permettrait en théorie d'exercer une médecine sans faille.

L'accréditation concerne toutes les spécialités pratiquant des actes techniques interventionnels, sous le pilotage de l'HAS. L'organisme accréditeur de chaque spécialité établit les prés requis. Ils comprennent :

- Un questionnaire d'auto-évaluation à remplir par le praticien.
- Une liste d'évènements porteurs de risques (EPR), propre à la spécialité, qui seront à déclarer.
- Une liste des recommandations faisant consensus, propres à la spécialité.
- Des mesures d'évaluation et des objectifs de diminution des risques.

La Fédération de Chirurgie viscérale et digestive (FCVD) a été agréée par l'HAS.

Elle participe avec les Collèges de spécialités à la mise en place des items, elle regroupe :

- Le Collège de Chirurgie viscérale.
- Le Syndicat national des Chirurgiens viscéraux et digestifs.
- L'Association française de chirurgie.
- La Société française de Chirurgie digestive.
- La Société française de Chirurgie endoscopique.
- La Société française de Chirurgie laparoscopique.
- La Société française et francophone de Chirurgie de l'Obésité.
- L'Association de Chirurgie hépatobiliaire et de transplant.
- Les chirurgiens des armées.

Elle a vocation à représenter la profession auprès des tutelles, les organismes et agences de l'État et à établir un référentiel des risques qui inclut l'ensemble de ces éléments.

L'engagement dans l'accréditation se fait pour les quatre ans à venir via le site Internet https//www.accreditation-des-medecins.fr sur lequel figure le détail de ces référentiels.

Pour les chirurgiens hospitaliers, l'accréditation est un critère pour l'attribution de la part variable du salaire des pleins temps hospitaliers. Des fonds existent même pour abonder la part variable. Des démarches sont en cours auprès des hôpitaux pour qu'ils financent l'accréditation de ces chirurgiens.

Pour les chirurgiens libéraux, elle permet de toucher la prime de RCP de la part de la caisse d'assurance maladie du lieu d'exercice. Cette prime ne peut être touchée qu'après un engagement concret dans l'accréditation, validé pour chaque praticien par l'HAS et l'organisme d'accréditation.

Décrets

Deux décrets et une circulaire vont compliquer la donne.

• Le premier concerne l'obligation d'exercer une spécialité exclusive (2004) : les commissions ordinales qui délivraient des compétences ont été supprimées, les chirurgiens ne peuvent plus opérer d'autres pathologies que celles de leur spécialité.

Avec le proche départ à la retraite de près de 4000 chirurgiens généralistes encore en activité, la permanence des soins et les urgences chirurgicales ne pourront plus être assurées, se retrouvant entre les mains des urgentistes avec parfois des retards diagnostics dramatiques.

• Le second concerne les quotas d'activité et la notion de seuil en cancérologie (2007) du SROS III. La circulaire DHOS/INCa de 2008 fixe des seuils impératifs pour les chirurgiens en cancérologie (trente par appareil).

Dès lors, les patients informés ne s'adresseront plus à leur chirurgien viscéral de proximité pour une lésion bénigne, comme un polype ou une sigmoïdite (inflammation du gros intestin) devant la crainte de ne pas pouvoir être opéré par lui-même si la lésion s'avérait maligne.

Compte tenu de ces quotas, la Corse et la Guyane ainsi que nombre de cliniques privées, ne pourront plus prendre en charge la chirurgie thoracique, faute d'activité suffisante dans la spécialité. Les chirurgiens généralistes de ces établissements ne trouveront plus de successeurs. Ces établissements devront alors fermer ce qui obligera les patients à se rendre à l'hôpital. Les listes d'attentes, comme l'Angleterre le vit depuis déjà quelques années, vont s'allonger et le budget de la nation passera dans le « tout hôpital ».

La chirurgie viscérale et digestive est une des 17 spécialités retenues pour l'accréditation, donc relevable de l'ECPP. L'Évaluation des Compétences et Pratiques professionnelles (ECPP) est obligatoire une fois les diplômes obtenus. Elle doit être renouvelée tous les cinq ans.

Les référentiels de bonne pratique sont essentiels pour la qualité des soins, mais ils veulent tendre de façon angélique vers une médecine parfaite ; en conséquence il n'y aura bientôt plus de candidats pour pratiquer dans certaines spécialités cette médecine sans faille.

Quant aux critères d'évaluation, ils sont difficiles à identifier. L'expérience en salle d'opération est essentielle et l'on a oublié que l'habileté n'est pas quantifiable. Jamais l'assistance par robot ne pourra la remplacer en particulier dans le contexte d'une urgence. L'art chirurgical est à l'opposé de la pensée médicale classique. Comment les autorités médicales peuvent-elles vouloir normaliser la chirurgie ?

La « certification » ne concerne que les établissements et non les praticiens. Accrédités il y a quelques années (accréditation V1), ils doivent maintenant être certifiés (certification V2), avec l'obligation de réaliser des Évaluations des Pratiques professionnelles (EPP). Pour encore plus de sécurité on a ajouté la fameuse check-list aux quotas et à la traçabilité.

La Formation médicale continue (FMC)

Elle est obligatoire depuis 1996. À peine sortie des limbes, elle s'est vue remplacée par la Formation professionnelle continue (FPC) et du Développement professionnel continu (DPC). La ministre de la Santé a confié leurs mises en œuvre à la Fédération des Spécialistes Médicaux (FSM) et à des organismes accrédités. Ils sont chargés de préparer les cahiers des charges des appels d'offres, d'évaluer les organismes, de définir les orientations nationales, d'évaluer et de valider l'obligation de formation des médecins.

Une commission indépendante désignée par la FSM devra ensuite évaluer chaque organisme de DPC.

Les Sociétés savantes se sont multipliées à côté de l'Académie nationale de Médecine et de celle de Chirurgie. Elles sont citées pour mémoire, avec à chaque fois un nouveau sigle qui vient enrichir cette liste interminable : AFC, ACHBT, SFCL, AFCE, SOFFCO et les multiples collèges de spécialité et d'enseignants… La Fédération nationale des Collèges de Spécialités chirurgicales (FNCSC) qui regroupe quasiment toutes les spécialités chirurgicales… Le Collège français de Chirurgie générale, viscérale et digestive… des Chirurgiens orthopédistes… des Urologues… des Ophtalmologistes universitaires… des Enseignants de Neurochirurgie, etc.

La longue liste de tous ces organismes devrait interpeler les décideurs pour une simplification drastique du système. La France, plombée par ses déficits, va bientôt rejoindre la liste des états déclassés : « Portugal, Irland, Greece, Spain » (PIGS).

Ce coût monstrueux des structures administratives rappelle l'histoire du « coup des Kerguelen ». Une structure administrative disproportionnée avait été créée pour les îles Kerguelen, avec 200 personnes pour gérer une expédition de seulement dix scientifiques. Elle persista après le retour de la mission pour en évaluer les résultats.

Ce réseau inextricable et redondant du système de santé multiplie le personnel de ces administrations qui sont plus d'un million, soit 5 fois plus que le nombre de médecins en exercice : cherchez l'erreur !

C'est une menace gravissime qui pèse sur la nation et son système de soins.

CHAPITRE IX

Principe de précaution et normes

« On ne s'éloigne jamais si loin du but que lorsque l'on croit connaître le chemin »

Confucius

Le principe de précaution et les normes imposées par les « sophistes » des tutelles et certaines Organisations non gouvernementales (ONG), sont un obstacle aux progrès.

Pendant le second mandat présidentiel de Jacques Chirac, le parlement, réuni en congrès à Versailles, a inscrit la Charte de l'environnement dans la Constitution.

Le principe de précaution va constituer le niveau le plus élevé de la hiérarchie des normes juridiques afférentes à cette charte.

« Le principe de précaution n'est pas une menace, c'est un principe d'action exceptionnel, pour risques exceptionnels », avait déclaré le Premier ministre de l'époque, Jean-Pierre Raffarin, citant en fait, le scientifique Hubert Reeves.

Pourtant les normes et le principe de précaution participent avec les doublons administratifs à ruiner notre système de santé …et les Français.

« Les dangers des centrales atomiques ou celui de l'extraction du gaz de schiste ne sont-ils pas moins grands que celui de la pollution par les particules fines du char-

bon des centrales thermiques ou du diesel ? » explique Jean de Kervasdoué dans son livre « Ils ont perdu la raison » paru en 2014.

Ni pour les OGM, ni pour le gaz de schiste, ni pour le diesel, les conseillers n'ont d'arguments probants. Il en est de même pour les pesticides comme ce fut le cas pour le DDT. Or il faudra bien produire plus pour nourrir les 10 milliards d'êtres humains que comptera prochainement la planète.

Une question se pose donc avec acuité : ne faut-il pas retirer de la Constitution le principe de précaution ? La droite, comme à son habitude, se divise pour répondre. François Fillon qui bâtit son discours politique sur le thème du progrès en vue de la présidentielle de 2017 est favorable à cette abrogation. Il pense comme beaucoup que ce serait un frein. Dans une interview au printemps 2014, l'ancien premier ministre expliquait :

> *« Ma première responsabilité gouvernementale fut ministre de la Recherche en 1993. J'ai toujours été une sorte de positiviste qui croit en la science, la technologie et le progrès. »*

La France se détourne malheureusement du progrès et la science perd de sa confiance. Avec l'idéologie du principe de précaution aucun chercheur français ne serait allé au bout de ses rêves. Ni les greffes d'organes, ni la cœliochirurgie n'auraient vu le jour avec nos chirurgiens. Il faut bien essayer une première fois, ce que les comités d'éthique peuvent interdire.

Dans ma jeunesse je n'aurais pas pu inventer les prothèses biliaires, car il n'y avait aucune certitude que les résultats soient un succès. « Bonne administration, mauvaise médecine ! »

De plus, le principe de précaution aggrave le phénomène de surconsommation des examens médicaux. Il déresponsabilise nombre de médecins amenés à se surprotéger derrière des procédures de sécurité, parfois au détriment du diagnostic et de la qualité des soins.

En oncologie, des réunions de concertation pluridisciplinaires, dites de consensus, sont imposées pour la prise de décision. D'une évaluation des bonnes pratiques, ce dispositif est devenu une chambre d'enregistrement, facteur d'éloignement entre le médecin et le patient, donc d'une entrave aux soins.

Les « Think tanks »

Ce sont des boites à idées et des lieux de débats, mais ce sont souvent des boites. Elles permettent aux bien-pensants des tutelles et aux pseudo-sachants d'imposer leur propre vision à travers eux.

Les objectifs de tous ces organismes sont d'améliorer la qualité des soins, de réduire les inégalités d'accès, de renforcer l'efficience du système et d'optimiser les dépenses.

Leur objet est de veiller à promouvoir, de façon non dogmatique ni corporatiste, une vision neuve de ces questions, en favorisant la créativité et en associant les nouvelles générations. Mais pour conduire des changements, il est indispensable de leur donner un sens.

Aux États-Unis les associations de *Think tank* ont depuis longtemps une influence sur le pouvoir.

En France, ils réunissent de façon transversale des acteurs et des experts du système de soins qui souhaitent contribuer à la bonne gestion du système.

Ils ne vont pas contre le sens de l'histoire, car ils ont soutenu les plans-hôpitaux, le plafonnement des honoraires, la nouvelle convention médicale. Leurs propositions approuvent la politique de santé menée par l'État alors qu'elle continue d'aller « dans le mur ».

Ces experts affirment que l'avenir de notre système de soin réside dans la mise en place d'un parcours de santé intégré et coordonné tout au long de la vie.

Les *Think tanks* de la santé comme le CRIP, l'institut Montaigne et celui du journal Les Échos font de plus en plus parler d'eux en particulier en période électorale. Ils restent pourtant prudents et politiquement corrects, car les thèmes de la santé ne se prêtent guère aux propositions radicales. Trop d'intérêts sont en jeu, il faut « ménager la chèvre et le chou ».

Le *Think tank* rappellera donc les principales priorités et actions pour accompagner ces transformations qui étatisent un peu plus la médecine.

Les nombreuses réformes se suivent ainsi à un rythme soutenu au prétexte d'améliorer les conditions de vie et de fin de vie : plans cancer, Alzheimer, bien vieillir et santé mentale, nutrition, lutte contre les infections nosocomiales. Le contrôle et l'optimisation des dépenses restent l'idée fixe.

Face à tous ces chantiers, les acteurs du système ont quelques difficultés à s'y retrouver et à intégrer les leviers de ces changements.

Tout est recommandé : la formation des professionnels de la santé, la licence santé donnant accès aux filières médicales, l'infirmière clinicienne, l'informatisation des pratiques, le dossier médical personnel partagé.

De cette façon les acteurs des tutelles dépensent sans compter pour exister ou se faire valoir. Or ces ateliers de pensées vont à l'inverse du but recherché, économies et efficience.

Par exemple des logiciels comme celui de l'aide à la prescription (LAP) ont été créés ainsi que le dossier pharmaceutique (DP) afin de renforcer la sécurité sanitaire. Les coûts de la prescription diminueront peut-être, mais les budgets informatiques ont explosé et les systèmes fonctionnent mal.

Des logiciels ne peuvent pas se substituer à la qualité des professionnels. Ils augmentent les tracasseries administratives des médecins libéraux au détriment de la qualité des soins.

Les Normes

La France pays du système D est devenue le pays des normes. Dans les domaines de la santé, de l'écologie et de la sécurité, on n'en compte pas moins de 200.000.

Comme d'habitude, avant chaque élection, les candidats promettent d'en réduire le nombre. Si toutes ne sont pas inutiles, elles sont parfois exagérément tatillonnes. Elles sont la cause de nombreux surcoûts, mais ceux qui en sont à l'origine n'en supportent pas les lourdes conséquences financières.

Par exemple, l'adaptation des établissements scolaires aux handicapés, décidée par la loi handicap de 2005, impose la mise en accessibilité du cadre de vie d'ici 2015, ce qui représente une charge monstrueuse pour les collectivités locales alors que dans le même temps l'État leur reproche de trop dépenser.

Les normes ont un coût non négligeable qui pèse sur les petits cabinets médicaux : ceux-ci sont incapables de financer les adaptations exigées par ces nouvelles lois. Le coût estimé peut dépasser 50.000 euros pour chacun. La conséquence perverse en sera la disparition de nombreux cabinets médicaux de ville.

De même, le double badigeonnage des sites opératoires exigé pour lutter contre les infections est désormais normé. Il coûte chaque année 80 millions d'euros, mais le taux d'infections n'a pas diminué pour autant.

Lorsqu'on les étudie de près, ces règles présentent une certaine utilité : elles facilitent l'accès des handicapés aux équipements publics, garantissent la sécurité des usines, encouragent l'isolation thermique des logements, confortent la lutte contre l'obésité.

À force de vouloir à prix d'or tout légiférer et contrôler dans le moindre détail, notre pays se paralyse. Le journal officiel ne recèle pas loin de 400.000 de ces contraintes, à raison de 1500 nouvelles chaque année.

Se doute-t-on qu'un simple réverbère doit répondre, chez nous, à plusieurs centaines de préconisations obligatoires, qui par ailleurs, changent tout le temps ? Peut-on imaginer qu'au moment même où ces lignes ont été écrites, une commission se réunissait avec gravité au ministère de l'Équipement pour déterminer la hauteur légale des potelets et bornes de trottoir !

Quant aux médicaments, « c'est Ubu Roi » : on veut faire des économies en augmentant la prescription des génériques, mais à côté c'est la gabegie. Ainsi, le CHU de Rennes détruit-il chaque année 30.000 euros de médicaments. Ils ont été commandés en trop grosse quantité ou bien sont arrivés en date limite de péremption. L'hôpital ne peut même pas en faire don à un organisme caritatif non gouvernemental, car seuls les laboratoires pharmaceutiques sont en droit de le faire.

La France empile tant de règles, de normes, de seuils et d'interdictions qu'elle met en péril le dynamisme de son système de santé.

TROISIÈME PARTIE

Santé : quel futur ?

CHAPITRE I

Réformer le système de santé

Les décisions tardent faute de marges financières, car trois dogmes contradictoires dans leurs possibilités d'application paralysent nos dirigeants.

1. Offrir un accès à des soins de qualité à tous.
2. Diminuer les dépenses de santé.
3. Encadrer les tarifs et les pratiques des médecins.

Sans une importante revalorisation il n'y a point de salut. La simplification administrative permettrait seule de dégager les budgets nécessaires. Il s'agit d'une mission impossible sans un réel tournant libéral.

Déserts médicaux

Les raisons de cette situation on l'a vu sont multiples et les solutions difficiles, car ils sont liés à l'évolution de la société.

Les discussions sont en cours au Parlement avec la loi santé qui sera en débats jusqu'au printemps 2015. Le projet en l'état n'apporte aucune réponse, car elle est tournée vers des économies et non vers une revalorisation des métiers de soins.

Relever le numerus clausus en médecine générale est une utopie : les jeunes médecins ne sont pas formés à la médecine de campagne et ne veulent pas aller dans les déserts.

La menace sur la liberté d'installation sera dissuasive, les internes ne l'accepteront pas.

Diminuer les dépenses de santé

10 milliards d'économies de santé en trois ans sont annoncés mais il ne s'agit en fait, que de limiter à 2 % par an l'augmentation des dépenses.

Pour préparer l'opinion à l'augmentation des cotisations sociales que l'on n'ose pas encore annoncer, il faut au préalable stigmatiser les « médecins vedettes ».

La chasse aux riches n'est pas perçue comme une recherche de rentabilité de l'impôt, mais comme une revanche sur une partie de la population.

Stigmatiser les nantis permettra de faire passer certaines augmentations d'impôts qui se préparent comme celle de la TVA, de la contribution sociale généralisée ou de la fiscalité locale.

Le nouveau parcours de soins

Le Parti socialiste va dans la même direction avec le nouveau pacte aux professionnels de santé : il passe par une généralisation progressive du paiement au forfait pour les soins de premier recours avec un tiers payant généralisé, pour mieux empêcher les dépassements.

Le contrat d'accès aux soins à tarifs opposables est la chronique d'une *« mort annoncée de la chirurgie »*. Quel praticien français exerçant en libéral accepterait de réaliser l'ablation d'une tumeur du sein pour 121 euros, d'opérer une cataracte à 271 euros, un canal carpien à 123 euros, ou d'enlever la vésicule biliaire pour 320 euros ? Ces montants ne sont que des honoraires bruts dont il faut déduire plus de la moitié pour les charges.

La prévention des risques

Dans les hôpitaux, des dispositifs s'organisent de plus en plus en anesthésie-réanimation, dans la lutte contre les infections nosocomiales ou avec l'adoption de la check-list au bloc opératoire.

Les Effets indésirables graves (EIG) ont un coût humain important, avec un risque d'incapacité, voire la mise en jeu du pronostic vital. Ainsi qu'un coût économique évident. Pendant une hospitalisation, les actes invasifs comme la pose de cathéters ou de sondes ainsi que les infections nosocomiales sont à l'origine du plus grand nombre d'EIG évitables. On les estime à un taux proche de 2/1000 journées.

Ils apparaissent dans de mauvaises conditions de travail : rupture dans la continuité des soins, entorses aux protocoles et aux règles, mauvaise communication entre les professionnels.

La réforme statutaire hospitalière

Pour une meilleure organisation de nos hôpitaux, la modification des statuts des médecins hospitaliers ne sera pas suffisante.

Depuis la réforme Debré, ces statuts sont de plus en plus complexes : vacataires, temps partiels, titulaires, pleins temps, mono et bi-appartenant, avec un double secteur public et privé. Près d'un tiers des 100.000 médecins hospitaliers ne sont pas issus de notre cursus.

La nouvelle gouvernance risque de compliquer une organisation déjà trop lourde. L'administration décide des dépenses, alors que peuvent faire le directoire et le conseil de surveillance face à cette situation ?

Les contrôles sont confiés aux agences régionales de santé ce qui devrait permettre d'éviter certains détournements financiers scandaleux. Les agences régionales hospitalières bien que parfaitement informatisées, n'avaient rien fait auparavant dans ce domaine : simple tolérance, complicité ou laxisme ?

Les luttes de pouvoir annoncent des conflits internes et externes avec ces agences régionales. Ainsi, Claude Évin, inquiet de la dérive du nouvel hôpital d'Évry, a fait annuler l'autorisation de construire le nouvel hôpital de Chambourcy.

La réorganisation des urgences

L'hôpital, on l'a vu, est débordé par l'afflux aux urgences. Actuellement, elles sont gérées par des urgentistes polyvalents. Ceux-ci sont moins affutés que les chirurgiens pour la traumatologie et la pathologie abdominale.

Par dogmatisme, le retour du privé dans leur prise en charge tarde. L'allègement des contraintes administratives des établissements permettrait de recréer un réseau d'offres qui soulagerait l'hôpital. On ne compte plus le nombre de transferts vers le privé, faute d'équipes disponibles pendant ces gardes.

La crise ne permettra pas de financer ce que les Américains ont appelé les *traumas centers*. Cela nécessiterait une véritable voie de formation vers une spécialité de soins aigus de chirurgie (*Acute Care Surgery*). Beaucoup de nos CHU seraient dans l'incapacité de prendre en charge un tel afflux faute de volonté organisationnelle.

La convergence tarifaire

La convergence tarifaire hospitalière, à peine amorcée avec le privé, est remise en cause. Casser le thermomètre (de la T2A) ne supprimera pas la maladie :

« L'hôpital dépense trop. » La loi du marché est faussée par les subventions.

La ministre veut maintenant créer une licence santé et des métiers d'infirmières cliniciennes pour soulager les médecins. Serait-ce le retour des officiers de santé ?

Le constat est édifiant en ce qui concerne les décisions à prendre : on continue d'aller dans la mauvaise direction. Les solutions mises en place écartent les acteurs du privé. L'objectif sera de trouver un équilibre entre pouvoirs et contre-pouvoirs, l'offre et la demande, les patients et les professionnels de santé.

Qui le fera ?

La politique des autres nations

Les autres pays font ce qu'ils peuvent pour équilibrer les dépenses de soins. Tous les États s'y attellent, chacun à sa façon. Les politiques de santé conduites au Royaume-Uni, en Suède, au Pays-Bas et au Canada ont été analysées.

Elles ont été présentées par des conseillers, acteurs et universitaires, lors du Colloque organisé par l'Institut des Hautes Études de Protection sociale.

Tous les autres grands pays industrialisés fournissent une couverture santé universelle. La plupart d'entre eux ont des avantages sociaux complets avec partage des coûts par les patients. Les États-Unis et l'Australie se sont également lancés dans le P4P.

– Le Royaume-Uni qui a le plus d'antériorité a tenté de le mettre en place dès 1997. En créant le « *National Health Service* » en 2004, la Grande-Bretagne a servi d'exemple, mais elle revient en arrière. Ses « *general practitioners* » (GP), l'équivalent de nos médecins généralistes, recevaient chaque mois une « carotte » pouvant majorer de 25 % leurs revenus.

Le *National Health Service* a défini 76 cibles cliniques à atteindre au total, par exemple être capable de maintenir la tension artérielle des patients en-dessous d'un certain seuil. Le coût du dispositif, supérieur à un milliard d'euros par an, est contesté, car selon les chercheurs, le P4P peut encourager les mauvaises pratiques.

Selon un article du *British Medical Journal*, certains médecins anglais trichent pour arrondir leurs fins de mois. D'autres délaissent les actes qui ne donnent pas un supplément de rémunération, ceci par ce que les praticiens qui s'attarderaient avec des patients sans assurance, ou s'exprimant mal, n'en tireraient aucun bénéfice.

Les médecins pénalisés par de mauvais scores ou qui se décourageraient pourraient baisser les bras, car cette mise sous tension ne motive pas les professionnels. Ce serait alors le patient et les deniers publics qui en pâtiraient.

Le gouvernement de Tony Blair a dû faire face à cette déliquescence : échec total ! Les délais pour une intervention n'ont pas été diminués

On a même envisagé de mobiliser le public pour qu'il fasse pression sur les élus, en créant les Conseils des hôpitaux.

Nouvelle idée : « pourquoi ne pas donner aux patients le pouvoir de choisir son médecin, son hôpital ou son opérateur le plus performant ? ». C'est ce modèle que le premier ministre David Cameron a renforcé avec, à la clé, l'objectif d'une réduction des coûts de 20 milliards.

– En Suède, le système est tout autre ; il est certes public, mais régionalisé, avec un taux d'hôpitaux le plus faible de l'OCDE. La pression est forte sur les prix et les salaires qui ont augmenté moins vite que le PIB.

L'augmentation du nombre des centres de santé primaire a été encouragée pour faciliter le choix du patient, mais les résultats sont médiocres. Le système de remboursement est de plus en plus compliqué.

Les Suédois peuvent choisir leur caisse régionale qui refacturera la caisse locale d'origine pour favoriser la compétitivité. L'accessibilité aux soins reste cependant médiocre, car en Suède, on est bien soigné si on arrive à rencontrer un médecin. Le recours aux urgences a augmenté en dépit de l'augmentation du nombre des centres médicaux.

– Aux Pays-Bas, la solution a été plus radicale avec la privatisation de l'assurance maladie. Les assureurs privés sont en concurrence, mais ne peuvent refuser personne. L'assurance est obligatoire, il n'y a pas de sélection et l'assurance est gratuite pour les enfants. Toutefois une franchise a été instaurée pour limiter les abus.

– Au Canada, une couverture universelle publique a été instaurée par étapes successives. Les autorités nationales incitent les régions très autonomes à développer un système public en partageant les coûts des investissements.

Les soins sont gratuits, mais il faut être inscrit sur la liste d'un médecin qui sert de filtre. Il n'y a pas de copaiement, pas de franchise, pas de système privé, sauf pour les soins dentaires. Ceux-ci ne sont pas pris en charge, car c'est le domaine exclusif des assureurs privés.

La régulation se fait par l'offre, car il y a peu de médecins et peu de lits d'hôpitaux. La réduction des lits ayant été draconienne dans les années 90.

Des infirmières cliniciennes participent aux soins, car il manque nombre de médecins généralistes, peu attirés par les régions isolées (Cf. le film la Grande séduction).

– Aux USA, le *médical care* a entraîné une levée de boucliers. Quelque 45 millions de personnes sont pourtant sans assurance maladie ou mal assurés.

À l'étranger, les citoyens américains, sont souvent confrontés à de longues attentes avant d'obtenir un rendez-vous de spécialiste ou d'accéder à une intervention chirurgicale élective. Même les Américains ayant des revenus supérieurs à la moyenne considèrent qu'il est plus difficile que pour leurs homologues étrangers d'obtenir des soins de nuits ou de week-end.

Les États-Unis se classent bon derniers sur presque toutes les mesures d'équité dans la qualité des soins donnés aux citoyens les plus riches et les plus pauvres. Le taux d'erreurs médicales des médecins et des hôpitaux américains, est supérieur à celui de leurs homologues des autres pays industrialisés. De plus, l'obésité morbide relève d'un formidable phénomène épidémique.

À contrario, les centres hauts de gamme y dominent le pavé mondial par leur technicité et leurs équipements.

L'*Obama care* a essayé de pallier ces difficultés, mais il s'avère être une véritable catastrophe.

– En France l'émergence de réformes organisationnelles est bien la seule solution pour garder la qualité, mais jamais une administration n'a su se réformer de l'intérieur.

Une question peut-être iconoclaste « ne faudrait-il pas (peut-être) supprimer purement et simplement l'ENA et l'École des Hautes Études en Santé Publique (EHESP) pour sortir de cette crise qui anémie le corps social et menace l'avenir ? »

En effet leurs conseillers hantent les ministères et continuent d'être leurs mauvais génies. La situation n'a pas cessé d'empirer avec les ministres successifs de la santé, de Roseline Bachelot à Marisol Touraine.

L'Europe et la médecine

La médecine, formidable moteur économique, ne doit plus être bridée par des mesures inadaptées qui prétendent freiner les dépenses de santé au lieu de les libéraliser.

Le fédéralisme européen a promu un ultralibéralisme avec une idéologie du libre échangisme et de concurrence non faussée par les subventions, mais la France fait l'inverse pour ses médecins.

Cette politique est un modèle de mort économique, car les salaires et la fiscalité sont trop différents dans les pays ayant subi le rideau de fer.

Tout ceci entraîne des délocalisations accrues des industries nationales même prioritaires, conduisant à une régression du progrès social. Cela pèse sur la médecine et rend, pour les Pays du Sud, l'accès au soin de plus en plus difficile, car nombre de leurs médecins viennent chez nous.

Comment concevoir que nos enfants doivent subir une hyper sélection en première année de médecine alors que nos frontières s'ouvrent largement aux médecins étrangers, attirés par notre niveau de vie ?

La baisse des dépenses publiques est insuffisante : les vraies réformes ne sont pas faites, les économies sont à la marge, tandis que l'on continue d'augmenter les impôts. Le marché transatlantique en négociation avec les USA risquerait, s'il aboutissait, d'aggraver encore cette situation.

Il faudrait que nos dirigeants se penchent sérieusement sur la question pour trouver des alternatives. Malheureusement ils sont programmés et grassement payés pour appliquer ce programme envers et contre tout, car il est à leur avantage. Ils préfèrent sacrifier notre système de santé.

L'exemple du système de soins de grande Bretagne est symptomatique d'une société constituée nationalement n'ayant aucune envie d'abandonner son modèle culturel.

Cela prouve que vouloir faire l'Europe de la santé est un leurre. L'exception française permet à l'État de ne pas respecter les décisions européennes quand cela l'arrange, tel d'accepter la fin du monopole de la Sécu.

Il avait par contre imposé dans le même temps au cursus médical le modèle européen avec la réforme du LMD (Licence, Master, Doctorat). Le diplôme de docteur en médecine passait ainsi à bac+8 dès 2006.

Comment confier notre sort à une entité supra nationale alors que l'État n'est déjà pas capable de protéger ses propres citoyens, d'empêcher le départ de ses médecins ou tout simplement de les écouter ?

CHAPITRE II

Le « grand Paris » et la médecine

« Celui qui ne sait pas vers quel port il se dirige ne peut pas trouver les vents favorables. »

Sénèque

Le projet du grand Paris est ambitieux et vise à transformer l'agglomération parisienne en une grande métropole européenne et mondiale du XXIe siècle. Rien n'est prévu pour améliorer la prise en charge des malades et stopper la désertification médicale.

Ce projet a vu le jour sous le gouvernement de François Fillon, piloté par Christian Blanc alors secrétaire d'État chargé du développement de la région. Il propose la création de pôles économiques majeurs autour de Paris.

L'organisation des transports et la construction de logement vont nécessiter ainsi des investissements considérables. Comment trouver ces financements ? La création d'un réseau de transports performants qui relierait ces pôles aux aéroports et aux gares TGV (Grand Paris Express) en sera le moteur. Le coût, certainement sous-estimé, a été évalué à plus de 32 milliards d'euros

Le grand Paris pose de nombreux autres problèmes, tant pour la définition de son périmètre, que pour celui de sa région sanitaire : Le parc hospitalier devra être réorganisé et modernisé, ce qui impactera encore les budgets.

Quel que soit le périmètre de cette mégapole, il ne serait pas utopique de créer un nouvel Internat en médecine afin de répondre à ce gigantesque défi qui mettrait la capitale au rang des plus grandes mégapoles mondiales.

Le nouvel Internat du grand Paris

L'ECN a créé une nouvelle donne, car ce sont toujours les mieux classés qui choisissent Paris. Il est devenu en fait, l'Internat de l'Île-de-France.

La refonte de cet Internat devrait faire partie intégrante d'une réforme des études médicales. Elle est à peine ébauchée, mais s'avère une urgente nécessité afin de réorganiser les spécialités lourdes qui, nous l'avons vu, sont boudées ou choisies par les plus mal classés.

Revenir au système des concours est considéré comme rétrograde. Nombre de nos « penseurs » tel Claude Allègre reconnaissent pourtant, a posteriori, la qualité de la formation que permettait ce type de sélection.

De plus, revenir à l'idée d'un concours spécifique pour le Grand Paris pourrait susciter un nouvel engouement pour ces spécialités actuellement boudées par les mieux classés à l'ECN.

Pour y faire face, l'AP-HP du grand Paris, qui est actuellement en train de se réformer, devrait adapter le cursus des internes à cette évolution.

Dans la seconde moitié du XXe siècle, les internes prenaient rapidement en charge les urgences, car leur formation était polyvalente. Cela permettait de dispenser rapidement les soins aux patients ce qui évitait nombre d'hospitalisations.

Le gouvernement entend généraliser des circuits courts, mais en France, le personnel susceptible de les gérer est encore à inventer. Le directeur du SAMU de Paris devrait y songer pour réduire l'attente moyenne aux urgences qui est actuellement de 4 à 6 heures, mais peut parfois dépasser 24 heures…

Selon une enquête de la direction de la recherche, des études, de l'évaluation et des statistiques, 20 % des patients attendent plus de 4 heures, et 4 % plus de 8 heures.

Le ministère de la Santé souhaite, comme aux USA, équiper les services d'urgences de tableaux indiquant le temps d'attente des arrivants. …« Et alors ? »

…Faute de personnels formés cela ne peut pas fonctionner.

La solution est trop simple pour que les énarques des ministères y aient songé. À Paris, il faut tout repenser. En amont avec les médecins libéraux des cliniques, en aval en restructurant l'hôpital et en l'adaptant au monde moderne.

Des internes qualifiés, formés à la traumatologie et aux urgences abdominales, devraient participer à la prise en charge des urgences, aux côtés des urgentistes. Cela éviterait des catastrophes créées par le nombre de retards d'appels au chirurgien, dans l'attente des examens complémentaires coûteux et souvent inutiles.

Le compagnonnage lors de l'internat ne suffira plus, compte tenu du nombre d'internes à former. La création d'une spécialité de « chirurgie aigue », comme aux USA c'est-à-dire formant les chirurgiens à l'urgence (Acute Care Surgery) permettrait de répondre à cette nécessité.

Avant la spécialisation, un tronc commun de deux ans et demi serait ainsi souhaitable avec des stages de six mois en chirurgie viscérale, en traumatologie, en chirurgie vasculaire, en urologie et en chirurgie thoracique. Ce n'est qu'à l'issue de ces stages que l'interne choisirait sa spécialité, en connaissance de cause.

Ces nouveaux chirurgiens polyvalents pourraient assurer les gardes en binômes comme on le faisait dans les hôpitaux et les cliniques privées avant l'éclatement de la chirurgie en spécialités exclusives.

Le développement de la chirurgie ambulatoire

La télémédecine est encouragée par les organismes de tutelle afin de permettre à tous les établissements et à tous les malades de bénéficier des meilleures compétences médicales et de la meilleure technologie.

Comme dans tous nos hôpitaux, en ce qui concerne l'ambulatoire, malgré des progrès en chirurgie coelioscopique, l'Ile de France est en retard. La gestion des flux et celle des risques, impose une coordination sans faille.

Les fondamentaux de cette chirurgie concernent la structure, les actes, les acteurs et le patient. Elle nécessitera que la sécurité soit assurée par la permanence et la disponibilité d'anesthésistes chevronnés rompus à l'anesthésie contrôlée. Seule la qualité de la chirurgie et de l'anesthésie permettraient, sans risque majoré, la sortie du patient le jour même de son admission.

Il s'agit d'une évolution majeure pour une grande partie de la chirurgie, toutes disciplines confondues. Elle imposera une adaptation des mentalités et des pratiques à l'AP-HP, pour aboutir à une véritable culture de l'ambulatoire.

La chirurgie ambulatoire est un modèle organisationnel et économique qui devrait tirer les autres modes d'hospitalisation vers l'excellence. La développer nécessite, comme l'ont déjà fait les établissements privés, de supprimer ou de regrouper nombre d'établissements et de fermer des lits aigus. Le coût sera élevé avant de pouvoir espérer des économies à la clef.

Ceci n'a pas été anticipé par les concepteurs des réformes, ni avec les « plans-hôpitaux » qui ont nécessité de gros investissements. Cette mise en place tarde, car les dépenses hospitalières ont été orientées vers d'autres priorités. ce qui va peser sur les finances des collectivités pendant encore plus de dix ans.

L'absence de vision de nos réformateurs devant les exigences de la médecine moderne doit mener vers une nouvelle réflexion : vont-ils revenir en arrière en revalorisant la chirurgie et en créant un concours d'Internat pour l'Ile-de-France ? Certains utopistes envisageraient même de créer un concours d'Internat ouvert à tous les européens.

L'AP-HP devra poursuivre sa mutation. Pourra-t-elle survivre à ce gigantisme ou devra-t-elle éclater en plusieurs entités distinctes ?

Le Grand Paris mettra des années avant de trouver sa vitesse de croisière : son histoire reste à écrire.

CHAPITRE III

La cœlio-chirurgie

La cœlio-chirurgie a été développée en grande partie par des chirurgiens français libéraux au cours des années 1980.

La cœlioscopie, ou laparoscopie, est l'ancêtre de cette technique. Avant 1987 existait déjà une technique d'exploration abdominale endoscopique : il s'agissait de gonfler avec du gaz la cavité abdominale et d'introduire par une mini incision un trocart et une optique exploratrice.

Elle permettait de regarder pour établir un diagnostic, d'éviter une ouverture et de pratiquer des prélèvements. À cette époque, les instruments ne permettaient pas une chirurgie d'exérèse. Les optiques étaient moins performantes. Ces interventions étaient l'apanage des gynécologues, spécialité que les chirurgiens méprisaient, bien à tort…

Cette exploration avait trois inconvénients :

- Seul le chirurgien pouvait voir ce qu'il faisait.
- Une de ses mains était inutilisable pour opérer.
- Les conditions d'asepsie n'étaient pas optimales.

La *French Revolution* est une métaphore à propos de cette technique. Elle a été prononcée pour la première fois par un chirurgien américain lors d'un congrès aux États-Unis en 1987.

Elle en illustre l'impact mondial qui peu à peu a permis de pratiquer la plupart des interventions abdominales et pelviennes sans ouverture. En effet, tout a changé avec l'apparition des caméras vidéo miniaturisées adaptables sur l'optique. Les conditions d'asepsie chirurgicale sont totalement respectées. L'optique et la caméra peuvent être manipulées par l'aide, le chirurgien retrouve ainsi ses deux mains pour opérer.

La règle était de faire de grandes ouvertures. Les interventions cœlioscopiques ont été longues à se développer, car elles étaient très compliquées, faute d'instruments adaptés. Cela exigeait une réelle dextérité et plus de temps.

Désormais, ce ne sont plus les organes du malade qui sortent de la cavité abdominale, mais le chirurgien qui y « pénètre » pour les traiter, et toute l'équipe peut suivre l'intervention sur un écran de télévision. Elle peut même être enregistrée sur un support magnétique ou informatique dans un but pédagogique ou médico-légal.

Le Docteur Philippe Mouret, promoteur français de cette technique a raconté comment il a développé ces techniques :

« En 1968, je me suis rapproché de deux gynécologues lyonnais, Yves Rochet et Michel Cognat... »
« J'ai mis la cœlioscopie en pratique pour écarter un diagnostic d'appendicite. Ces tentatives ont été très mal perçues par mes confrères chirurgiens, car pour eux c'était une aberration. »

En mars 1972 il réalise la première intervention sur un adolescent qui souffrait d'une occlusion intestinale.

« Au cours de mon observation par cœlioscopie, j'ai décidé de couper la bride qui serrait l'intestin, ce qui a guéri mon patient. »

En 1983 il réussit une première appendicectomie sous cœlioscopie, puis en 1987 ce fut une première mondiale avec une ablation de la vésicule biliaire.

Il fut considéré à Lyon comme un illuminé, mais un an plus tard il était invité à un forum scientifique et ce fut un déclic national.

Je rencontrerai Philippe Mouret quelques années plus tard à Valence à un symposium sur les hernies auquel je participais. J'étais invité par Edmond Estour fondateur du Journal Européen de Cœlio-chirurgie.

Ils étaient les organisateurs de cette réunion à laquelle participaient nombre de cœlioscopistes européens. Je fus alors convaincu de l'intérêt de cette « nouvelle chirurgie » et j'entrais peu après au conseil scientifique de la revue.

Le compagnonnage avec quelques promoteurs de cette technique permit à un petit nombre de chirurgiens libéraux, dont je suis fier d'avoir fait partie, d'oser commencer. Il y avait en effet à cette époque, de la part des chirurgiens hospitaliers, une levée de boucliers contre cette technique.

Seuls des chirurgiens libéraux et certains praticiens hospitaliers en particulier à Bordeaux, Clermont-Ferrand, Lyon ou Strasbourg vont se lancer et l'adopter.

En 1990 Philippe Mouret monta un centre de chirurgie ambulatoire, mais en avance sur son temps, il n'obtiendra pas l'agrément de la sécurité sociale. Devant cet échec économique il dut s'exiler en Italie et alla ensuite diffuser sa technique en Inde et au Vietnam.

Grâce à l'aide d'un laboratoire, une étape d'expérimentation animale commence pour s'exercer. La rapidité d'évolution est surprenante, ce qui nous permit de raccourcir la durée des interventions. Les difficultés étaient pourtant nombreuses : les premières interventions duraient plus longtemps que par la voie classique : 2 heures pour une appendicite au lieu de 30 minutes à « ciel ouvert ».

Cela découragea beaucoup de chirurgiens pourtant très expérimentés en chirurgie viscérale : pourquoi reprendre par le début ce que nous faisions bien ?

Il me fallut attendre d'avoir pratiqué une trentaine de cholécystectomies (ablation de la vésicule biliaire) pour que le temps opératoire soit inférieur à celui de la chirurgie ouverte.

Il faut savoir que le nombre de plaies des voies biliaires ont augmenté avant que la technique soit maitrisée par les opérateurs. Les difficultés furent surmontées, mais pas par tous. Le plus difficile était d'apprendre à faire des sutures et des nœuds avec des instruments qui, au début, n'étaient pas au point.

Les petites incisions pratiquées à la place de la grande laparotomie entraînaient une agression minimale de la paroi abdominale. Les manœuvres sont plus fines qu'à ciel ouvert, les instruments étant plus petits qu'en chirurgie classique. L'hémostase est plus précise puisque l'optique agrandit la vision des organes sur lesquels on travaille. Le temps de reprise du transit intestinal est donc plus rapide et la durée d'hospitalisation raccourcie.

Les industriels n'ont pas tardé à se rendre compte de l'avenir de cette nouvelle technique. Ils ont mis en œuvre tous les moyens nécessaires pour le développement d'un nouvel équipement chirurgical de plus en plus sophistiqué et performant.

Cette panoplie de matériel et la dextérité dans son utilisation contribuent ainsi à abréger considérablement le temps opératoire. La chirurgie rachidienne, thoracique et même la chirurgie du cœur sont désormais possibles.

Si les indications sont bien posées par un opérateur d'expérience, il y a une très faible proportion de complications opératoires. En cas de problèmes ou de difficultés survenant lors d'une intervention, le chirurgien doit savoir y faire face, ce qu'actuellement les trop jeunes chirurgiens ne savent pas toujours faire.

En raison de tous ces avantages, la chirurgie vidéo-assistée permet actuellement de pratiquer ces interventions en ambulatoire. Le summum de ces techniques est atteint avec la chirurgie endoscopique mini invasive transluminale : elle se pratique par les voies naturelles, elle est connue sous l'appellation de NOTES pour *« Natural, Orifice, Transluminal, Endoscopic, Surgery »*. Cette chirurgie peut être faite par voie transgastrique, transrectale ou transvaginale grâce à des mini fibroscopes souples.

Depuis 2004 avec l'avènement du projet de recherche Anubis l'Institut de Recherche contre les Cancers de l'Appareil digestif (IRCAD) s'est activement impliqué dans son développement. Ce projet rassemble des sociétés de haute technologique, d'instrumentation, des spécialistes et des ingénieurs informaticiens.

En avril 2007, son équipe réalisa par les voies naturelles la première intervention chirurgicale sans cicatrice, une cholécystectomie. Elle fut suivie d'interventions bariatriques (chirurgie de l'obésité) par voie transvaginale. Une assistance par ordinateur permet le contrôle automatique de l'extrémité de l'endoscope pour le synchroniser avec les mouvements respiratoires du patient.

Ces progrès ont conduit l'IRCAD à organiser des cours de formation continue et à créer la Société européenne de Chirurgie transluminale (EATS) en décembre 2006.

La chirurgie vidéo-assistée endoscopique bénéficie, mais souffre aussi, des conséquences de sa médiatisation. Les succès sont parfois exagérés et ne permettent pas toujours une évaluation rigoureuse.

À côté de ces progrès, des drames défraient parfois la chronique : des chirurgiens trop vite formés, insuffisamment expérimentés, sont parfois responsables de catastrophes. C'est en particulier le cas pour la chirurgie viscérale pédiatrique. La blessure de gros vaisseaux abdominaux lors de l'introduction des trocarts s'est parfois avérée irréparable…

Il est donc indispensable et urgent de mettre en place des sites d'entraînement en laboratoire pour les jeunes chirurgiens.

CHAPITRE IV

La chirurgie robotique

Le premier robot, qui est encore en 2014 en situation de quasi-monopole est le Da Vinci®, fabriqué par la société *Intuitive Surgical*.

Un robot chirurgical comprend deux parties :

– La première partie se situe au-dessus du patient et comporte quatre bras manipulateurs. Un bras tient une caméra endoscopique, les autres manipulent des instruments chirurgicaux de dissection et un bistouri électrique.

– La seconde partie comporte le siège sur lequel s'assied le chirurgien et la console opératoire :

Deux écrans situés face à lui retransmettent en direct et en trois dimensions, la vue apportée par la caméra endoscopique.

Deux manettes lui permettent de manipuler à distance les instruments chirurgicaux tenus par les bras.

Les deux parties sont reliées par des câbles afin de transmettre les données de contrôle. Sécurité totale puisqu'une batterie de secours permet au Da Vinci® de fonctionner en cas de coupure de courant.

Le robot n'est qu'un assistant dirigé à distance par l'opérateur. Il représente la quintessence de cette chirurgie mini invasive, prolongement direct des premières techniques de vidéo chirurgie.

En France, un robot chirurgical coûte entre 1,5 million et 2 millions d'euros. Suivant les versions, il peut peser 500 à 650 kilos. Plusieurs mécanismes de sécurité sont présents. Les bras manipulateurs notamment, ne peuvent pas bouger si la tête du chirurgien n'est pas en contact avec l'appui de vision du champ opératoire.

En 2012, on comptait 3000 robots installés dont 71 en France, depuis, la croissance est exponentielle. Plus de 2 millions d'interventions ont été robotisées dans le monde.

Ces interventions concernent l'urologie : pour la chirurgie des cancers de la prostate, de la vessie (cystectomie), pour la néphrectomie, le prélèvement de reins dans le cadre du don d'organe, ou pour la cure des sténoses de la jonction pyélo-urétérale. En digestif, tous les organes sont concernés. En gynécologie on peut pratiquer l'ablation de l'utérus ou réaliser des cures de prolapsus. En chirurgie cardiovasculaire ou thoracique, en pédiatrie et en ORL, son développement progresse. Seules l'orthopédie et l'esthétique ne sont pas concernées.

La formation à la robot chirurgie

La qualité de la formation que nécessite cette télé chirurgie, si différente de la formation à la chirurgie ouverte, est au-devant de la scène. Toutefois son coût, celui du matériel qui se détériore rapidement et la nécessité de développer des centres experts, en limitent les possibilités.

Les exigences de sécurité s'inspirent des règles de l'aéronautique. Un pilote de ligne n'est autorisé à piloter un avion donné que lorsqu'il a reçu la formation spécifique lui permettant d'être accrédité sur cet appareil.

Il en est de même pour les chirurgiens : ils ne seront autorisés à réaliser tel type de technique chirurgicale que le jour où ils auront reçu la formation nécessaire, ce qui présente encore de réelles difficultés, car la technique va plus vite que son enseignement.

Aux USA et en Europe, la société *Intuitive* assure une formation en quelques jours pour les chirurgiens dont l'établissement a acquis le robot. Outre la formation, se pose le problème de l'expérience et de la courbe d'apprentissage. C'est, comme toujours, le chirurgien le plus expérimenté qui aura les meilleurs résultats.

La courbe d'apprentissage nécessite d'avoir pratiqué une vingtaine d'interventions pour que diminuent les risques opératoires.

Il n'y a pas d'évaluation réelle des compétences ni des résultats au terme de cette formation, car les interventions se sont multipliées trop vite un peu partout.

Strasbourg, Paris, Lyon, Bordeaux, Toulouse, Nancy et Nice ont créé des centres de formation. Certains délivrent un Diplôme Inter universitaire qui vise à faire réaliser cette courbe d'apprentissage au laboratoire.

Ils proposent une formation de base, ouverte aux chirurgiens de toutes spécialités et aux Infirmiers de Bloc Opératoire (IBODE), basée sur l'utilisation de simulateurs, sur des mannequins ou des cochons.

L'équipe pédagogique collabore avec les équipes américaines chargées de l'élaboration des « *Fundamentals in Robotic Surgery* » (FRS). Ces fondamentaux pourraient servir de base à une réflexion multidisciplinaire et Internationale.

Bénéfices de la chirurgie robotique

La robotique offre une plus grande dextérité pour la précision du geste du chirurgien. Elle améliore le confort du médecin qui opère au sens réel du terme « dans un fauteuil » ; il peut même opérer à distance…

En 2001 le professeur Marescaux réalisa la première intervention à distance avec le robot depuis l'IRCAD. Pour opérer à distance, il faut utiliser une ligne ATM1 en transcontinental, pour éviter tout décalage de temps entre l'opérateur et l'opéré.

Cette ligne doit être réservée pour six mois ce qui coûte environ un million de dollars. Cette intervention baptisée Lindbergh, en a bénéficié gratuitement afin de démontrer que c'était réalisable. La Nasa s'intéresse aussi à la chirurgie à distance en vue des futurs voyages interplanétaires.

Le risque iatrogène

Aux États-Unis, 8 opérations de la prostate sur 10 sont réalisées par chirurgie robotique.

En France, on n'en n'est qu'à 20 %, mais la discipline est en plein essor. Depuis 2012, plus de 300 actes sont réalisés en urologie chaque année, pour le seul hôpital de La Pitié Salpêtrière à Paris.

Pour le cancer de la prostate, selon les chirurgiens urologues, on a pu noter une nette diminution des complications et de la durée d'hospitalisation.

Cette technique n'est cependant pas sans risque et les complications certainement sous-évaluées. Comme pour la cœlio dont elle est la suite logique, il est possible de blesser sans le remarquer, des zones avoisinantes, avec des conséquences gravissimes, en particulier, la possibilité de fistule.

Aujourd'hui, seuls des incidents sans conséquence ont été signalés à l'Agence nationale de Sécurité du Médicament (ANSM), mais ils sont sous-estimés. Plusieurs décès sont survenus ces dernières années dans des établissements, pourtant symboles de modernité et de compétence.

Selon une récente étude publiée dans le Journal *for Healthcare Quality*, avec l'utilisation du robot, des milliers d'incidents ont, en fait été signalés depuis les années 2000, sans compter d'autres « opérations ratées » non déclarées.

Le robot chirurgical est devenu une véritable vitrine pour les hôpitaux. Le risque serait d'être tenté de l'utiliser à la moindre occasion, voire de multiplier les indications et de pratiquer des interventions inutiles.

La science est en marche et déjà pointent les robots de quatrième génération pourvus d'un logiciel de programmation. Chaque chirurgien peut programmer la hauteur de la console et la sensibilité des bras.

Un trocart unique permet le passage de trois micro-instruments flexibles et d'utiliser une imagerie haute définition en trois dimensions.

De nombreuses questions hantent les praticiens :

- Un robot programmé pourrait-il remplacer l'expérience d'un opérateur traditionnel ?
- Est-ce que les chirurgiens accros du robot seront à l'aise avec un bistouri en cas de défaillance de la machine ?
- Qui interviendra en cas de panne s'il n'y a plus de chirurgiens traditionnels habitués à la chirurgie avec ouverture ?
- Comment assurer la chirurgie d'urgence, sans opérateur traditionnel, alors que l'on sait que celle-ci ne pourra jamais être codifiée ?
- Les opérations de demain pourront-elles se passer de chirurgien ?
- Un jour, un robot programmé pourrait-il opérer seul équipé d'un laser, d'ultrasons ou de radiofréquence ? Il y a bien des drones sans pilote et des voitures sans chauffeur…
- Enfin le coût du matériel n'incite-t-il pas certains centres à exiger des opérateurs, un quota d'interventions, pour justifier cet investissement ?

Tels sont les challenges que les chirurgiens devront relever. « Non la chirurgie n'est pas morte ! »

CHAPITRE V

Les greffes

Après la chirurgie à cœur ouvert, l'épopée des greffes a été le nouvel enjeu des années cinquante. Mise à part la greffe entre jumeaux, le problème de la compatibilité immunologique et tissulaire en a longtemps limité la pratique et la diffusion.

Depuis 2012, le nombre de greffes dépasse plus de 6 000 chaque année, avec un grand nombre de patients au-delà de 60 ans. En France, les principaux organes greffés sont : les reins pour 60 %, le foie (20 %), le cœur, les poumons et le bloc cœur-poumons (20 %), loin devant le pancréas, les intestins et, plus récemment, les membres et la face. De nos jours, la cause limitante principale des transplantations est, avant tout, le manque d'organes disponibles, faute de donneurs.

En Suède, en 2014, la greffe d'utérus est venue pour la première fois au secours d'une femme qui en était privée. Après cette première, plusieurs autres patientes ont pu mener à bien leur grossesse. Pour éviter le rejet une hystérectomie secondaire est recommandée.

La greffe rénale

Dès le XIXe siècle, on retrouve trace de médecins qui ont tenté une greffe de rein, mais ce n'est qu'après la Seconde Guerre mondiale que la greffe rénale va se diffuser, en particulier en France et aux États-Unis.

À l'hôpital Necker en 1952, l'équipe du professeur Jean Hamburger réalise la première greffe à partir d'un donneur vivant. L'opération est un succès technique, mais le jeune homme décède 21 jours après celle-ci.

La technique a beau avoir accompli de grands progrès, elle se heurte toujours à un obstacle majeur : le rejet. Pour que la greffe réussisse, il faut que le système immunitaire du receveur soit compatible. La seule solution, quand il ne s'agit pas de jumeaux, est d'affaiblir le système immunitaire du receveur : c'est ce que permettront les immunosuppresseurs.

À la fin des années 50, l'Américain David Hume réalise la première greffe combinée à une immunosuppression préalable, à partir d'un rein de donneur décédé. L'efficacité de ces médicaments est limitée par des effets secondaires très lourds. Malgré ces inconvénients, les greffes rénales entre personnes non apparentées se multiplient pourtant dans les années 60. La révolution vient aussi de l'apparition de la technique de dialyse rénale qui permet d'attendre un greffon compatible et d'offrir un secours, en cas d'échec de la greffe par son rejet.

La Ciclosporine

La Ciclosporine marque par son efficacité et sa tolérance un tournant dans l'histoire de l'immunosuppression. En Norvège dans les années 70, elle a été isolée par hasard dans un échantillon de sol par un chercheur des laboratoires Sandoz.

Elle sera utilisée à partir de 1982 pour le traitement des malades greffés. La survie des patients est considérablement améliorée. Le nombre de greffes explose, y compris des greffes difficiles qui obtiennent leurs premiers succès, comme la greffe cœur-poumon.

En France, le nombre des greffes va diminuer à la suite de l'affaire du sang contaminé qui déclencha un scandale au début des années 90. En effet, des retards dans la mise en œuvre de mesures préventives, auraient entraîné la contamination par le virus du sida, de milliers de patients transfusés. Le nombre de receveurs chute, car la confiance de la population française dans l'organisation sanitaire diminue.

Pour rétablir cette confiance, des lois de bioéthique vont alors être édictées en 1994. Un établissement public est créé pour encadrer l'activité : l'Établissement Français des Greffes. Ce sera ensuite l'agence de la biomédecine qui contrôlera cette activité.

La greffe est interdite dans le privé pour, dit-on, éviter les passe-droits, ce qui n'empêchera pas quelques abus à l'hôpital, en particulier pour certains dirigeants de pays avec lesquels la France entretient des « relations spéciales… »

Premières greffes du cœur

À la fin des années 60, plusieurs équipes réussissent la greffe d'autres organes que le rein, notamment celle du cœur.

En 1967, le professeur Christian Barnard tente avec succès la première greffe du cœur en Afrique du Sud au Cap.

En 1968, le professeur Christian Cabrol (l'année où je finissais mon internat dans le service) réalise avec succès à Paris (hôpital de la Pitié), la première greffe cardiaque d'Europe.

À cette époque, la diversité des organes transplantés est, hélas, favorisée par la fréquence croissante des accidentés de la voie publique qui arrivent en coma dépassé : la mort encéphalique.

Ces circonstances permettent de préserver artificiellement en réanimation, l'état fonctionnel d'organes qui se dégraderaient rapidement dès que l'irrigation sanguine cesserait.

Pour faciliter les prélèvements, la loi Caillavet du 22 décembre 1976 est le premier cadre législatif français à introduire la notion de consentement présumé du don d'organe.

Chaque personne n'ayant pas fait connaître son refus de son vivant est implicitement considérée en faveur de ce don. Des registres de refus sont alors créés dans tous les établissements hospitaliers ce qui donne la possibilité aux personnes opposées au don de le faire savoir.

Malgré ces avancées, la fréquence des rejets limite le recours à cette thérapeutique alors que la technique progresse régulièrement.

Parmi les malades qui peuvent être amenés à recevoir un jour une greffe d'organes, on rencontre des personnes atteintes de malformation cardiaque, de mucoviscidose, d'insuffisance rénale terminale, de certains cancers. Il s'agit à notre époque, de patients de tous âges, aussi bien de bébés que de malades de plus de 70 ans.

La greffe d'organes peut même représenter le seul traitement pour certaines pathologies comme les maladies chroniques du foie (cirrhose) ou aiguës (virales), certaines tumeurs cancéreuses ou encore certaines maladies du cœur (infarctus, pathologies ischémiques) ou pulmonaires.

Dans le cas de patients atteints d'insuffisance rénale terminale, la greffe est la seule alternative à la dialyse. Elle améliore considérablement leur qualité et leur espérance de vie.

Une fois que la décision de greffer est prise, le médecin inscrit le malade sur la liste nationale d'attente gérée par l'agence de la biomédecine.

Chaque année en France, plus de 12 000 personnes sont en liste attente. Celle-ci peut durer des mois, parfois des années. Il est même tristement arrivé que des patients décèdent alors qu'ils sont encore inscrits sur cette liste.

À chaque fois qu'un greffon est disponible, il est attribué en priorité aux malades répondant aux critères d'urgence définis dans les règles d'attribution.

La diminution du nombre des accidents de la voie publique grève d'autant la possibilité de prélèvements après coma dépassé. Heureusement, les prélèvements volontaires sur des donneurs vivants ont été rendus possibles.

La greffe de cellules

La greffe la plus répandue est celle de cellules hématopoïétiques. Elle consiste à remplacer des cellules malades par des cellules saines. Cette greffe permet en quelque sorte de faire une « remise à zéro » du système sanguin et immunitaire. Elle se pratique pour traiter les aplasies médullaires, c'est-à-dire lors de maladies ayant entraîné la destruction du tissu hématopoïétique. Ces maladies peuvent être notamment induites par certains traitements ou survenir au cours de leucémies aiguës.

Les cellules souches hématopoïétiques (CSH) se trouvent principalement dans la moelle osseuse des plus gros os du corps comme ceux du bassin et les os longs.

Lorsque le corps requiert de nouvelles cellules sanguines, les CSH se différencient en globules blancs, en globules rouges et en plaquettes, puis migrent pour rejoindre le système circulatoire sanguin.

Les cellules souches hématopoïétiques étant localisées dans la moelle osseuse, leur collecte peut être réalisée à l'aide de multiples ponctions / aspirations au niveau des os du bassin.

Le donneur est placé en salle d'opération, couché sur le ventre, sous anesthésie locale ou générale, car l'opération est douloureuse. Le médecin greffeur prélève alors la moelle osseuse à l'aide d'un trocart.

Le prélèvement peut être effectué également par un appareil de collecte auquel le patient donneur est relié par deux voies intraveineuses en circuit fermé. Une première voie sert à aspirer le sang. Celui-ci se dirige alors dans l'appareil de cytaphérèse qui va le filtrer pour en retenir les cellules souches. Les autres cellules sanguines sont ensuite retransfusées au patient par la seconde voie. Les cellules récoltées par l'appareil constituent le « greffon ».

D'autres recherches sont en cours, en particulier pour la culture de cellules rénales ce qui pourrait un jour éviter la greffe, ou de cellules de pancréas. Ces dernières produisent l'insuline indispensable au traitement des diabétiques.

La marchandisation du corps humain

L'impulsion de ces avancées de biotechnologies et la généralisation des techniques de conservation in vitro ont favorisé le développement d'un marché mondial des éléments du corps humain.

Sang, tissus, cellules, ovules, organes : le corps humain est mis de plus en plus sur le marché en « pièces détachées ». Il est devenu la source d'une nouvelle plus-value au sein de ce que l'on appelle désormais la bio économie.

Ils peuvent hélas être l'objet de trafics, voire même de rapts pour pratiquer des prélèvements forcés, la plupart du temps dans des conditions épouvantables. Les lois qui varient d'un pays à l'autre et l'extrême pauvreté du tiers monde vont les voir se multiplier.

Ces dons d'organes entre personnes vivantes peuvent être moralement contestables, soit parce qu'ils font l'objet de trafics, soit par ce qu'ils sont décidés à la suite de pressions par l'entourage sur le donneur. Ils peuvent alors laisser au receveur une dette morale à vie, impossible à effacer.

À l'inverse, il peut également y avoir des dons d'organes rétribués qui seraient moralement acceptables, parce qu'ils sont librement consentis.

Ces problèmes éthiques sont insolubles.

CHAPITRE VI

La procréation assistée

En France la loi stipule que la maternité est liée à l'accouchement. Depuis l'assistance médicale à la procréation (APM), qu'il s'agisse de stimulation ovulatoire ou de fécondation in vitro (FIV), les progrès scientifiques sont exponentiels, ce qui nécessite la révision de la loi.

La Procréation médicalement assistée (PMA) et la Gestation pour autrui (GPA) sont devenues monnaie courante dans certains pays. La GPA et la PMA nourrissent, avec la théorie du genre et le mariage pour tous, des débats éthiques dont on est loin de voir la fin.

La Grande-Bretagne (dans des conditions très rigoureuses), la Grèce, la Roumanie, l'Ukraine, les États-Unis, le Canada et l'Inde autorisent ces pratiques et l'on peut même y choisir un géniteur sur catalogue.

Le séquençage du génome et la thérapie génique ouvrent encore d'autres perspectives qui ne sont qu'à leur balbutiement.

Eugénisme

L'épigénétique est l'ensemble des mécanismes moléculaires du génome qui conservent les séquences de l'ADN. En modifiant naturellement l'expression de certains gènes. Ces mécanismes permettent aux cellules de se différencier.

L'eugénisme peut être défini comme l'ensemble des pratiques visant à transformer le patrimoine génétique de l'être humain. Il peut être le fruit d'une politique monstrueuse menée par un État. Il peut être aussi le résultat de décisions prises par des futurs parents et des scientifiques à la recherche de l'enfant parfait.

Le diagnostic prénatal ou préimplantatoire d'anomalies génétiques pourrait ainsi permettre de sélectionner les embryons et d'éliminer ceux qui seraient atteints d'affections graves.

PMA et GPA

La procréation médicalement assistée désigne l'ensemble des pratiques cliniques et biologiques permettant à un couple infertile d'avoir un enfant.

Grâce aux progrès de la conception in vitro, au transfert d'embryons et à l'insémination artificielle ces techniques sont entrées dans le domaine courant pour lutter contre la stérilité.

On a même pu récemment intervenir sur des ovules pour remplacer un brin d'ADN déficient afin d'éviter des anomalies génétiques.

La gestation pour autrui caractérise le fait pour une femme de porter un enfant pour un autre couple. Dans ce cadre, l'enfant a été conçu avec les gamètes du couple ou d'un tiers donneur. La mère porteuse n'a donc aucun lien biologique avec l'enfant.

Les comités d'éthiques, en France et dans le monde, se sont penchés sur ces problèmes d'autant plus ardus, que l'on est bien obligé de tenir compte des progrès scientifiques quasiment exponentiels.

C'est autour de quatre enjeux que la Commission d'Éthique du Québec a proposé des valeurs susceptibles de guider son action dans l'intérêt de l'être humain.

Ces valeurs concernent :

- Le développement et le bien-être de l'enfant issu d'un don et son droit d'accès à ses origines.
- Le respect de la dignité de tout être humain et de la vie privée.
- L'égalité des droits.
- L'autonomie reproductive.

En ce qui concerne la gestation pour autrui, plusieurs questions cruciales se posent : elles concernent l'autonomie des femmes, la non-commercialisation du corps humain et la non-instrumentalisation des personnes. Les Commissions d'éthique doivent tenir compte de tous ces aspects avant de se prononcer.

Il ne sera toutefois pas possible d'empêcher les « arrangements », car la GPA est autorisée dans des pays voisins comme, la Belgique, le Danemark ou les Pays-Bas. Ce phénomène est inquiétant puisque les décisions prises seront susceptibles d'avoir des répercussions dans le monde entier.

La loi nous dit actuellement que la PMA est accessible en France aux couples homme-femme mariés ou pacsés depuis un minimum de deux ans, justifiant d'une raison médicale d'infertilité diagnostiquée ou d'un risque majeur de transmission d'une maladie grave contagieuse ou héréditaire.

L'interdiction de la GPA aux femmes privées d'utérus par suite d'une maladie ou d'un accident obstétrical, a été inscrite dans le Code civil par la loi de bioéthique de 1994. Cela confirme une décision de la cour de cassation de 1991.

En théorie, les autorités publiques peuvent contester le lien de filiation s'il est prouvé qu'il y a eu fraude, mais dans la réalité, il existe un flou juridique autour de cette interdiction.

Les familles ne peuvent pas être inquiétées en vertu de l'intérêt supérieur de l'enfant. C'est pour combler ce flou juridique que la ministre de la Justice Christiane Taubira avait signé une circulaire le 25 janvier 2013.

Celle-ci recommande aux greffiers des tribunaux d'instance d'accorder la nationalité française aux enfants de père français nés par PMA ou GPA à l'étranger.

Il s'agissait de régulariser des situations existant de fait. Les recours contre cette circulaire ont été rejetés par le Conseil d'État qui reconnaît la nationalité française à ces enfants, au nom de l'intérêt supérieur de ceux-ci.

Ni les parents d'enfants nés par GPA outre frontières, ni la mère porteuse, n'encourent de sanction pénale. En revanche, l'intermédiaire entre les parents et la mère porteuse, est passible d'un an de prison et d'une amende de 15.000 euros.

En France, le projet de loi sur la famille ne prévoit actuellement ni PMA ni GPA. Lors des débats autour de l'adoption de la loi Taubira sur l'ouverture du mariage aux couples de même sexe, plusieurs députés avaient proposé des amendements en faveur de la PMA. Le président de la République a saisi le Comité consultatif d'éthique, sa réflexion est en cours…

Lors du passage du projet de loi au Parlement, un amendement permettant d'autoriser la PMA serait en effet possible et pourrait recueillir un vote favorable. Un effet domino sur la question de la GPA pourrait alors en être la conséquence.

Si la PMA est ouverte aux couples de femmes, alors, au nom du principe d'égalité, la GPA finirait par être autorisée par la justice, avant d'être légalisée, y compris alors son remboursement par la Sécurité sociale.

Le clonage

La technique de clonage consiste à prélever le contenu génétique du noyau d'un ovule qui se trouve ainsi énucléé.

Une cellule somatique non sexuelle, comme une cellule de peau, est ensuite prélevée puis mise en culture.

L'ADN de cette cellule est ensuite extrait et implanté dans l'ovule vide. L'œuf ou ovule est ainsi reconstitué, il contient maintenant le matériel génétique du donneur à cloner. Il est mis en culture puis réimplanté dans l'utérus de la mère porteuse où il va poursuivre son développement.

Contrairement aux idées reçues, les clones ne sont pas, des copies conformes : seul le matériel génétique du noyau est transféré lors d'un clonage. L'ADN mitochondrial reste celui de la cellule réceptrice. Il est admis scientifiquement que l'identité de l'être ne se résume pas à son génotype, car il est impossible de produire deux êtres identiques simplement en dupliquant un génome.

Le cas de vrais jumeaux monozygotes, ne peut pas être considéré comme un exemple de clonage humain, car la reproduction sexuée entre deux parents est assurée naturellement, sans intervention technologique.

En pratiques animales, les animaux clonés diffèrent sur plusieurs paramètres et sont moins ressemblants que de vrais jumeaux monozygotes, qui eux ont exactement le même patrimoine génétique.

Cela est particulièrement net en cas d'animaux tachetés, la situation des tâches du clone n'a pas de raison de se trouver à la même place, ce qui marque de façon visible que les deux animaux sont différents.

Concernant l'éthique, les promoteurs du clonage d'animaux pour l'élevage, estiment qu'il répond à des enjeux de recherche agronomique scientifique pour accélérer la sélection animale et sauver des races en voie de disparition.

Le clonage par copie d'un génome, ne permet pas la diversification caractéristique de la reproduction sexuée. Selon la théorie de l'évolution, cette dernière est le gage de l'adaptation et de l'évolution des organismes à reproduction sexuée grâce au brassage génétique.

Concernant le clonage humain, au-delà des questions techniques, cette possibilité de clonage pose des problèmes philosophiques et éthiques nouveaux.

Le mouvement Raëlien affirmait il y a quelques années avoir réalisé le clonage d'êtres humains, mais aucune preuve factuelle et scientifique ne fut apportée. Quelques chercheurs travaillent actuellement sur le clonage humain reproductif, mais la tendance internationale semble pencher pour l'instant vers l'interdiction des recherches dans ce domaine.

Arnold Schwarzenegger, ex-gouverneur de la Californie, a milité en sa faveur. La législation américaine sur le clonage a été bloquée en avril 2002.

La chambre des représentants, majoritairement composée de républicains, souhaitait interdire toute forme de clonage, mais le Sénat, à majorité démocrate, était très sensible aux revendications des chercheurs et des scientifiques. Elle voudrait autoriser le clonage aux seules fins médicales. Les États-Unis, avec plus de 5 autres pays, ont quand même signé un moratoire pour l'interdire.

Le clone sera-t-il un homme à part entière ou la pâle reproduction d'un individu, une sorte de sous-homme, voire une banque de pièces détachées ? Serait-il alors mis au service de son modèle pour sa destruction partielle, voire totale pour le greffer ?

Faudra-t-il créer une législation nouvelle pour les clones comme pour la PMA et la GPA ?

Les débats sur ces sujets ne font que commencer.

Recodage génétique

Un nouveau code génétique a pu être introduit, via un plasmide (ADN circulaire extracellulaire), dans une culture de cellules incapables de synthétiser elles-mêmes cette protéine de base non-naturelle. Cette manipulation n'est pas auto-réplicative, donc non transmissible.

Les craintes éthiques concernant la sécurité de telles manipulations n'auraient pas lieu d'exister. En thérapeutique, le champ des applications serait très vaste. L'utilisation de ces petites protéines permettrait de mettre au point des médicaments antiviraux ou anti cancer.

L'aboutissement ultime d'une telle voie de recherche pourrait être la modification de l'ADN humain, ce que pourraient permettre les nanotechnologies, illustration qu'il n'existe aucune limite à la manipulation du vivant.

> *« Les nanotechnologies progressent à une vitesse exponentielle. Elles permettront demain de construire de minuscules nano-robots, capables de se déplacer à l'intérieur du corps humain, voire dans les cellules, à la recherche d'agents infectieux ou de cellules cancéreuses pour les marquer et les détruire.*
> *Des nano-robots pourraient même réparer directement l'ADN endommagé pour corriger certaines maladies génétiques. Demain il sera possible de recréer des tissus, voire des organes. Une des retombées espérée est une augmentation très importante de la durée de vie, dans un état de jeunesse préservé. »*
>
> Docteurs Laurent Alexandre et Thomas Lavergne

Les experts estiment qu'en 2020, l'analyse de tout le patrimoine génétique d'un individu ne coûtera que quelques dizaines d'euros et se fera en quelques heures.

Grâce aux progrès de la génétique médicale, il sera possible de guérir quasiment toutes les maladies et d'arrêter, pour tout le moins en théorie, le processus de mort naturelle.

Ainsi, après le chirurgien Barbier du moyen âge et le chirurgien assis devant la console de son robot, arrive le temps de la chirurgie de la cellule.

Dans combien d'années verrons-nous ces progrès ? Dans ce siècle… la réalité dépassera alors la fiction.

CHAPITRE VII

L'homme bionique

Depuis toujours l'homme est à la recherche de la jeunesse et de la vie éternelle. À côté des progrès médicaux et des techniques de greffes, il existe actuellement de nouvelles voies de recherche pour pallier ou remplacer les organes, ou fonctions cognitives défectueuses.

L'implantation de micro caméras, pourra par exemple, traiter les malades atteints de dégénérescence maculaire lenticulaire atrophique (DMLA). Le nerf optique qui est intact, servira de transmetteur. Les prothèses bioniques permettent la création de membres robots. La première prothèse de ce type a équipé un jeune Américain d'une jambe robotisée. De petites capsules en polymère de taille nanométrique peuvent êtres greffées sur les terminaisons nerveuses qui commandent les cellules musculaires.

Elles intègrent des capteurs myoélectriques qui renvoient vers une prothèse les informations provenant du cerveau, pour la commander comme un membre normal. Le sens du toucher est la révolution qu'apportent ces dernières recherches pour les prothèses de bras. La greffe d'une interface nerveuse artificielle, appelée *Flat Interface Nerve Electrode* (FLAT), permet de rétablir un certain sens du toucher. Un Français a été ainsi équipé d'un tel bras.

L'impression en trois dimensions peut permettre de reproduire à l'identique l'anatomie du patient et de s'exercer avant de l'opérer. Une machine imprimant le titane en trois dimensions coûte jusqu'à 400.000 euros. Ces techniques explosent aux États-Unis, elles arrivent timidement en France à cause de leur coût. Plusieurs universités et équipes de recherche se réuniront peut-être un jour pour acquérir ce bijou de technologie.

En chirurgie maxillo-faciale, une imprimante 3D peut reproduire le crâne et le squelette facial des patients, à partir de clichés d'imagerie, en déposant de microscopiques couches de plastique thermo formable les unes sur les autres.

Cette reproduction fidèle permet à l'équipe de modeler les mini-plaques avec une précision redoutable, avant de pratiquer l'intervention. L'opération ira beaucoup plus vite, car on aura déjà estimé la partie osseuse à réséquer et à prélever pour reconstruire la mâchoire.

L'impression d'un implant mandibulaire sur mesure est possible et, étape ultime, l'impression d'un os ou la reconstitution d'un organe vivant est sans doute pour demain.

Le cœur artificiel : le premier cœur artificiel fut en 1980 le Jarvik, il était externe. Le patient était relié à une machinerie volumineuse et bruyante. Le Jarvik 2000 le remplaça, mais ce n'était qu'une petite pompe rotative que l'on insérait en bas du ventricule gauche.

C'est à l'hôpital Georges Pompidou que le premier cœur artificiel interne dérivé du Jarvik, a été implanté sur un patient. Celui-ci a vécu 76 jours.

Créé par le chirurgien français Alain Carpentier, le cœur artificiel de la société Carmat (Carpentier-Matra) est destiné à des malades souffrant d'une insuffisance cardiaque au stade terminal, et dont l'espérance de vie est très courte. Plus de 100.000 malades pourraient bénéficier de cette intervention en Amérique du Nord et en Europe.

Le prix de ce cœur artificiel est estimé à plus de 140.000 euros. À titre de comparaison, une transplantation coûte 250.000 euros en France et quatre fois plus aux USA.

La société Carmat envisage d'élaborer un cœur plus petit pour l'adapter à la morphologie féminine. D'autres implantations du Carmat ont été faites en 2014, un patient en vie a même pu retourner chez lui.

Vivre mille ans ?

Si l'hygiène de vie et l'environnement des pays développés ne se dégradaient pas, vivre centenaire sera sans doute le cas de tous les enfants qui verront le jour ces prochaines années. Il semblerait que certains gènes de centenaires japonais soient à l'origine de leur possibilité d'atteindre un âge élevé.

L'élimination du tabac, la réduction du sucre et des acides gras insaturés dans l'alimentation, ainsi que l'exercice physique régulier seraient déjà un gage de longévité. Les possibilités de corriger les maladies génétiques et dégénératives viendront compléter l'édifice.

Le transhumanisme

L'utopie transhumaniste est née dans les années 90 aux États-Unis. Elle défend l'idée que les sciences et les techniques peuvent améliorer les caractéristiques de l'homme. Les biotechnologies, les progrès de la génétique nourrissent ces objectifs.

Le corps humain est une machine complexe, il pourrait être indestructible, pour peu qu'on sache l'entretenir correctement et fabriquer des pièces de rechange.

Pour les transhumanistes, le vieillissement est théoriquement réparable et une vie éternelle des cellules est envisageable. La science moderne ne voit donc aucun obstacle pour atteindre, du moins en théorie, l'immortalité…

Biologistes, médecins, chimistes et *Nano engineering* assurent que retarder le vieillissement est un objectif réaliste. Des chercheurs pensent que la durée de la vie humaine pourrait être augmentée jusqu'à 1000 ans et pourrait concerner actuellement ceux ou celles qui n'ont pas atteint le seuil de vingt ans !

Les thérapies géniques permettront de limiter le vieillissement et d'améliorer la fin de vie des personnes âgées en faisant reculer les maladies dégénératives. Aujourd'hui, on essaie de reconstituer des neurones pour lutter contre les maladies de Parkinson et d'Alzheimer.

On sait cultiver des cellules de la peau, reconstituer des os, des tendons. À partir de cellules souches, on pourra régénérer les cellules hépatiques ou pancréatiques pour produire de l'insuline contre le diabète. Cette évolution sera positive si l'objectif est d'augmenter la longévité en bonne santé. Mais la Terre est surpeuplée, son environnement pollué en conséquence, ce qui affecte son cycle climatique.

La génétique et les nanotechnologies vont révolutionner la médecine et peut-être nous permettre d'atteindre un âge d'or si l'homme retrouve un peu de sagesse et ne recherche pas la vie éternelle. Les USA investissent des milliards de dollars dans ce projet.

Ces progrès vont-ils trop vite pour les capacités humaines ? La planète, trop petite et trop martyrisée ne pourra jamais lui offrir cet espoir. Vivre aussi longtemps imposerait, revers de la médaille, de limiter les naissances, car notre planète ne peut accueillir un nombre infini de centenaires voir de millénaires.

La conquête de nouvelles planètes viables est actuellement une utopie, mais si l'humanité un jour veut pouvoir commencer son expansion cosmique et voyager entre les systèmes stellaires, cet objectif trouverait alors tout son sens.

Les nouvelles épidémies

Les hommes côtoient les animaux ; la promiscuité et l'absence d'hygiène ont déjà entraîné des pandémies préoccupantes. Face à cette expansion humaine incoercible, l'émergence de nouveaux virus signeront peut-être un coup d'arrêt fatal à l'humanité.

Les maladies virales émergentes sont en augmentation. Elles surviennent essentiellement des pays du sud comme l'Asie ou l'Afrique. Leur propagation dans le reste du monde est, de nos jours, grandement facilitée par les voyages en avion. Elles peuvent être causées par des mutations ou des recombinaisons virales, ce qui rend difficile la préparation de vaccins efficaces.

Le SIDA a été à l'origine de l'une des épidémies les plus meurtrières des 50 dernières années, avec près de 40 millions de morts, elle reste toujours de triste actualité malgré la trithérapie. L'épidémie du virus Ébola qui a flambé en Afrique de l'ouest semble enfin contrôlée… Une épidémie de grippe agressive est de retour. La menace de nouveaux virus ressurgit ainsi régulièrement, favorisée par la pression démographique. L'évolution des modes de vie, les mutations et recombinaisons virales et/ou le réchauffement climatique l'expliquent.

Sida, Syndrome Respiratoire Aigu Sévère (SRAS), Grippes H1N1 et H5N1, fièvre Ébola et récemment le syndrome pseudo-grippal gravissime et souvent létal du virus EVD68 font la une des actualités du monde entier.

Selon l'Organisation mondiale de la santé (OMS), 154 nouvelles maladies virales ont été découvertes entre 1940 et 2004, dont les trois quarts sont des zoonoses. Ce sont des infections transmises de l'animal à l'homme, comme dans le cas du virus du sida transmis à l'homme au début du XXe siècle par des chimpanzés en Afrique.

La loi de l'homéostasie qui régule l'univers se manifeste-t-elle devant une telle situation ?

EPILOGUE

La chirurgie m'a passionné, a rempli ma vie et me passionne encore. J'ai vécu ses progrès tout en constatant le déclin de son aura au sein de la société alors que ses avancées sont considérables.

Mon fils aîné est devenu chirurgien. J'ai eu la chance qu'il travaille quelques années à mes côtés quand il était interne, alors médaille d'or de l'Internat de Paris.

Après avoir fait sa carrière hospitalière, comme moi à l'AP-HP et avoir participé à un service de SOS mains proche de Paris, il s'est spécialisé en chirurgie réparatrice et plastique. Il trouve tout comme je l'ai vécu avant lui, un réel épanouissement en pratiquant en libéral ce métier extraordinaire.

On croit parfois retrouver à travers ses petits-enfants l'image fugace de ses propres enfants, sans vraiment les reconnaître. Cela ne dure qu'un court instant, lors d'un geste, d'un jeu ou d'un sourire, car ce n'est qu'un mirage.

« Vos enfants ne sont pas vos enfants.
Ce sont les fils et les filles de l'appel de la vie.
Ils viennent à travers vous, mais non de vous,
Et bien qu'ils vivent avec vous,
Ils ne vous appartiennent pas.
Vous pouvez leur donner votre amour
Mais non point vos pensées,
Car ils ont leurs propres pensées.
Vous pouvez accueillir leur corps, mais pas leur âme,
Car leurs âmes habitent la maison de demain

Que vous ne pouvez pas visiter, pas même en rêve.
Vous pouvez vous efforcer d'être comme eux,
Mais ne tentez pas de les faire comme vous,
Car la vie ne revient pas en arrière,
Ni ne s'attarde avec hier. »

Khalil Gibran

L'un de mes nombreux petits-enfants choisira peut-être la chirurgie, je serais alors comblé. Les chromosomes de notre lignée sont là. Ils contiennent peut-être notre message, car il est certain qu'à travers eux, notre code génétique survit.

Garderont-ils le meilleur, car des mutations naturelles s'ajoutent à ce codage ? J'ai la faiblesse de penser qu'il suffit de le croire.

J'espère simplement que l'aire troublée que nous traversons ne les obligera pas à s'expatrier comme nombre de mes ancêtres.

Les drames des attentats du mois de janvier 2015 ont ému la planète entière. Ces attentats risquent de se renouveler dans ce monde instable dans lequel nous vivons.

« Ce n'est pas la fin. Ce n'est même pas le commencement de la fin. Mais, c'est peut-être la fin du commencement. »

Extrait du discours de Winston Churchill du 10 novembre 1942.

Si nous sommes debout et refusons de nous soumettre à la main mise de l'État sur la santé, ce sera peut-être, tout au moins pour la médecine libérale française :

« La fin du commencement ».

La contestation a donc repris dans toutes les corporations de la santé. Les Internes en médecine ont fait grève et nombre de médecins ne télétransmettent plus. Le jour où ce livre sortira on saura si cela a abouti à l'abrogation de la loi santé.

Paris, le 20 février 2015
Bernard Kron

Sources et bibliographie

ABOUD E., AUBART Fr., JACOB A., MANGOLA B. et THEVENIN D., Rapport demandé par Madame Roselyne Bachelot-Narquin, ministre de la santé et des sports, concernant la promotion et la modernisation des recrutements médicaux à l'hôpital public 2011.

ALAIN P., Soignez à tout prix, Michalon 2013

BAZOT M., L'école d'application dans le siècle, au Val-de-Grâce. Lyon-Val, 1999 ; 61 39-44.

BACHELOT-NARQUIN R., Le futur hôpital. Académie nationale de médecine-05-2009.

BARKER CF., KAISER LRJ., Is surgical science dead ? American journal collection of Surgery. 2004 ; 198, 1-20.

BELL RH, Surgical council on resident education a new organization devoted to graduate surgical education. American journal collection of Surgery. 2007 ; 204341-6.

BISMUTH H., La chirurgie dans l'hôpital de demain. Académie nationale de Chirurgie NC, 01-2012

BLANC Ch., Le Grand Paris du XXIe siècle. Le Cherche midi, 05, 2010.

DAVARPANAH M., CATON J., PAPIN P., BREMOND M., BARON JL., BOUCHET Ch., Vive le cumul des mandats ! Paris, Denoël, 1999.

BORGETTO M., LAFORE R., L'aide et l'action sociales, la Documentation française, 2013.

BRENNAN M., Surgical education in the United States portents for change. Annual Surgery 2004 ; 240565-72.

BRUHAT M-A et coll., Formation à la cœlio-chirurgie, un exemple d'évolution de la chirurgie conventionnelle. Académie nationale de Chirurgie, 2010.

BREIL Ph., Avancées futures en chirurgie. Académie nationale de Chirurgie. 13/01/2010

BREIL Ph., La chirurgie générale et la chirurgie de spécialité dans les hôpitaux Privés. Académie nationale de Chirurgie 01,2012.

CATON J., DUBURCQ A., Bases d'une régulation démographique pour une spécialité chirurgicale. Les chirurgiens orthopédistes en France. Académie nationale de Chirurgie, 6,06-2007.

CORI N., Dexia s'est payé leur dette. Libération 09, 2011. Collectivités

COUTY E., KOUCHNER C., LAUDE A., TABUTEAU D., La loi HPST, regards sur la réforme du système de santé ; coll. Droit et Santé, Presses de l'École des hautes études en santé publique. 2009.

DAVIES L., La République et ses Territoires, Seuil.

De KERSAVOUE J., Ils ont perdu la raison, Robert Lafont 2014

De KERSAVOUE J., Le revenu des professions de santé « carnet de santé de la France », Economica 2014

DE LESQUEN X., État de choc, un pays sans fonctionnaires. Editea, 2008.

DEVULDER B., Rapport 12/1995. La réforme hospitalière, Haut Conseil de la réforme hospitalière.

DIAMOND J., Effondrement. Comment les sociétés décident de leur disparition ou de leur survie. Gall. 01, 2009.

DOMERGUES J., Évolution des pratiques. Quel avenir pour la chirurgie ? Le quotidien du médecin, 8562, 3, 30-04-2009.

DUBOSQ F., BELEY S., ROUPRET M. et collaborateurs, Comment anticiper la filiarisation à l'Examen national classant pour motiver les internes vers l'urologie ? Prog. Urologie, 2006, 16, 3, 356-360.

ESCAT J., Organisation de la chirurgie en France. Le journal de chirurgie, 146, 04-2009, 211-217.

ESTOUR E., Le Figaro La Professeure… Appendicite, bientôt la fin des opérations, vers l'adieu au bistouri. Éditorial. Le journal de cœlio-chirurgie. 2011, 7

ESTOUR E., Pertes de chance en chirurgie abdominale d'urgence, Plaidoyer pour la cœlioscopie précoce. Le journal de cœlio-chirurgie. 3, 2007, 6-8.

FAIBIS L., La guerre monétaire aura bien lieu. 159, 4-10, Xerfis Previsis, 159 11/12-2010. 30

FRESSOZ M. F. G. V., Faillite à grande vitesse, trente ans de TGV. Collection Documents. 2011

FAIBIS L., La guerre monétaire aura bien lieu-159, 4-10, Xerfis Prévisis, 159-11/12-2010.

GAILLARD R., Mission sur l'évolution du statut hospitalo-universitaire. Rapport, 2011.

GAVE Ch., Des lions menés par des ânes ; Robert Laffont 2003.

GIMBERT V., LEMOINE S., Médecine de ville, quelles pratiques pour quels gains d'efficience ? Département des questions sociales. Centre d'analyse stratégique, note n°204-12/2010.

GILBERT Cl., HENRY E., Comment se construisent les problèmes de santé publique. La Découverte/Pacte, 12, 2009.

GOMBEAUD J.L., La crise de cent ans. Economica, 2011.

GIRAUD F., Les centres hospitaliers et universitaires. Réflexions sur l'évolution de leurs missions. Rapport au premier ministre-06-2006.

GIUDICELLI Cl. P., TOUZE E., Le Service de santé des armées, passé et avenir. Actualités nationales de médecine. 20, 05, 2008.

GIUILY E., Affaire de com'. Stratégies gagnantes, stratégies perdantes. Odile Jacob, 2011.

GOMBEAUD J.L., La crise de cent ans. Economica, 2011.

HAYNES AB., WEISER TG., BERRY WR. et collaborateurs, A surgical safety checklist to reduce morbidity and mortality in a global population. National England Journal of Medicine 2009, 360-5,491-9.

HOUDART PH., MALYE Fr. et VINCENT J., Le livre noir des hôpitaux et des médecins vedettes. Calmann-Lévy 2009.

HOUSSIN D., L'urgence. Les tribunes de la santé. Presses de Sciences-Po, 2009.

JAFFRE Ph. et RIES Ph., Le jour où la France a fait faillite. Grasset-2006.

JOLY H., KRON B., WATERKEYN J., Pour une stratégie française de la santé. Séance inaugurale du comité médical de soutien à Nicolas Sarkozy. Santé et Modernité.12-03-2007.

JOSEPH P.-A., Filiarisation de l'Internat et refonte du troisième cycle, un nouveau souffle pour la médecine physique et de réadaptation en France.

KRON B., ESTOUR E., Quelles mesures prendre pour éviter la disparition de la chirurgie française ? Le journal de cœlio-chirurgie 2004.

LA REDACTION SCOOP, Alerte rouge à la chirurgie bariatrique, vraie inquiétude ou réalité. Le journal de cœlio-chirurgie, 80, 3011,3-6

LECOURT D., La santé face au principe de précaution. Cahiers du centre Canguilhem, (PUF), 2009.

LOISANCE D., La formation initiale du chirurgien en 2010. L'acquisition des fondamentaux. ANM, 11-01-2011.

LACHMANN H., LAROSE Ch., PENICAUD M., Rapport fait à la demande du Premier ministre-02-2010. 10 propositions pour améliorer la santé psychologique au travail.

LAFONTAINE Céline, Le Corps-marché.

La marchandisation de la vie humaine à l'ère de la bio économie. Seuil.

LAGUERRE M., L'ordre naturel. L'éternel retour, 1993.

LECOURT D., La santé face au principe de précaution. Cahiers du centre Canguilhem, PUF, 2009.

LARCHER G., Rapport 10-04-2008. La réforme de l'hôpital.

LOISANCE D., Réflexions de l'Académie nationale de médecine sur la réforme hospitalière en cours. Rapport 1, 07,2008.

LIVERNEAUX Ph., DUBERNARD JM., MASQUELET A., MAGGIORI L., BROUQUET A., ZEITOUN J.D., ROUPRET M. et LEFEVRE J., Avenir de la chirurgie viscérale en France, sondage sur 929 étudiants et résultats des choix des futurs internes après l'ECN 2008. Le journal de chirurgie 2009.

MAISONNEUVE H. et collaborateurs, Compétences des professionnels et qualité des soins aux États-Unis. Concours Médical 6, 2003,123-194.

MARESCAUX J., Évaluation chirurgicale et révolution numérique, Le modèle de l'IRCAD. Le journal de cœlio-chirurgie 75, 09, 2010,71-75.
MASQUELET A., Quelles preuves a-t-on que la médecine basée sur les preuves apporte un réel bénéfice ? Mémoires de l'Académie nationale de Chirurgie, 2010, 9,27-31. Communication du 01/13/2010
MATILLON Y., Modalités et conditions d'évaluation des compétences professionnelles des métiers de la santé. Rapport à monsieur le ministre de la Santé et à monsieur le ministre de l'Éducation nationale et de la Jeunesse, 8, 2003.
MERLEN E., PLOQUIN F., Ma Sécu. De la Libération à l'ère Sarkozy. Fayard 2008.
MERLOZ Ph., ARVIEUX C., Le *trauma center* du CHU de Grenoble et le réseau Nord Alpin des urgences (RENAU). Académie nationale de Chirurgie. 13-056-2009.
MILON A., Rapport d'information sur la chirurgie. Sénat, 15, 04, 2008.
MILLAT B., Éditorial accréditation, les enjeux de l'équité. Journal des acteurs de la gestion des risques médicaux en établissement de santé, 14, 08, 2010.
MILHAUD G., LAGRAVE M., Histoire de l'assurance de sa création à nos jours. Académie nationale de Médecine. 22-06-2010.
MONGIN C., CHAMPEAU G. et collaborateurs, Stress des chirurgiens en formation / Étude.
NICOLAS G., Rapport sur l'organisation du système de santé et des études médicales. Académie nationale de Médecine. 2006.
OLLAT D., BAJARD X., BAZILE F.et VERSIER G., Moyens et concepts développés pour la chirurgie de l'avant au sein du service de santé des armées, mise au point et actualités. Académie nationale de Chirurgie, 2009, 8 (3) 57-60.
PELLERIN D., MOREAU J.F., Le dépeçage du CHU de Paris. Témoignage avant l'oubli. Retour sur les évènements de 1968. L'Internat de Paris, 52, 03-2008, 5-32.
PERRAULT Ch., Le siècle de Louis Le Grand, 1687.

POCARD M., Les recommandations du deuxième plan cancer sur la chirurgie, enfin une reconnaissance ou début du carcan ? Journal de chirurgie 2009, 146,447-448.

PONCET G., La NOTES est-elle l'avenir de la chirurgie mini-invasive ? Lyon cœlio international, 19-20,03, 2010. À la tradition Française 30, 05, 2008. Paris.

PONS F., VERGOS M., La formation des chirurgiens à l'urgence. Le point de vue de l'école du Val-de-Grâce. Chaire de chirurgie appliquée aux armées, école du Val-de-Grâce, Paris. IHP 61, 2010.

PONS F., chirurgien des armées, La nécessité d'une formation particulière. Mémoire de l'Académie nationale de chirurgie, 2007, 6 (4) 49-52.

PRUVOT F.R., Chirurgie générale et digestive en France, la sortie de crise des vocations mérite réflexion. Journal de chirurgie viscérale, 2010.

PUNGIER M.S., Rapport, conseil économique et social. Conjoncture économique et sociale en 2008.

RICHARD Fr., BAULIEU J., JAECK D., JUDET M., La Chirurgie en 2025. Académie nationale de Chirurgie. Rapport au ministère de la Santé, 2014

RIOUFOL I., De l'urgence d'être réactionnaire, PUF 2012.

SAINT-ETIENNE Ch., La fin de l'euro, Bourin 2009.

SAINT-ETIENNE Ch., L'incohérence française, Grasset, 01 2012.

SAINT-ETIENNE Ch., Le joker européen, Odile Jacob.

SAINT-ETIENNE Ch., La vraie solution pour sortir de la crise, Odile Jacob.

SILBER D., Comment ressusciter un système de santé public. L'expérience inattendue des vétérans. Institut Montaigne, 2007.

SEDEL L., Chirurgien au bord de la crise de nerfs, Albin Michel. 2008.

SOUFRON J., La double antisepsie, fable moderne. Ou comment gaspiller 80 millions pour la peau. Le journal de cœliochirurgie, 2011.

STECKEL M-Ch., L'interdiction du cumul des mandats, Revue administrative, 2000, 913, 76-89.

STEFANOVITCH Y., La Caste des 500, enquête sur les princes de la République, Latès, 2010.

TOUZE J. E., FERRANDIS J.-J., L'édit royal du 17 janvier 1708 Évolution de l'enseignement et de la formation au sein du service de santé des armées, Revue Médecine et Armée, 2009.

TRAYNOR O., La formation du chirurgien en Irlande. Académie nationale de Chirurgie, 2009.

TRIBOULET J.P., La chirurgie ambulatoire, définition, concept, fondamentaux. Académie nationale de Chirurgie, 9-02-2011.

TURGOT, Éloge de Vincent de Gournay, 1759.

VALLENCIEN G., La crise de la chirurgie, rapport pour le Ministère de la Santé, 2008.

VERGOS M., WATRELOT A., L'innovation en chirurgie. Société française de médecine des armées. 2009.

ZEMMOUR E., Le suicide français, Albin Michel 2014.

Docteur Bernard KRON

Membre de l'Académie Nationale de Chirurgie

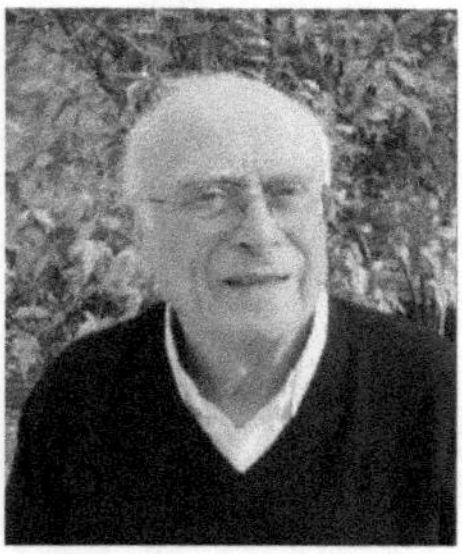

Ancien Interne des Hôpitaux de Paris (concours 1965).

Ancien Chef de travaux d'anatomie Necker-Enfants Malades.

Ancien Chef de clinique de l'AP-HP.

Membre de l'Académie Nationale de Chirurgie

Membre de l'Association Alumni des anciens de l'AP-HP.

Ancien membre de l'Association française de Chirurgie.

Ancien membre du Collège International de Chirurgiens.

Ancien membre de la Société Internationale de Chirurgie.

Prix Henri Mondor pour l'invention des « prothèses biliaires de Kron ».

Inventeur de prothèses herniaires.

Cofondateur de Santé et Modernité, 2007.

Membre du C.A. des Anciens Internes des Hôpitaux de Paris.

Vice-président de l'AAIHP.

Membre du comité de rédaction de la revue : l'Internat de Paris.

Membre du comité scientifique du Journal Européen de Cœlio-chirurgie.

Table des matières

Santé et Médecine
aux éditions L'Harmattan

Dernières parutions

ACCOMPAGNEMENT (L') DU PATIENT HOSPITALISÉ DANS L'EXERCICE DE SA SEXUALITÉ
Pour que le patient «sexe prime»
Aurrens Arnaud
Cet ouvrage interroge le rôle de l'infirmier et son évolution face à un besoin fondamental des patients, qu'est la sexualité et dont l'intimité est fragilisée par une hospitalisation longue ou régulière. Au travers d'une enquête auprès de l'ensemble de la profession soigante et d'entretiens recueillis auprès de professionnels, il tente d'éclaircir le malaise de la profession infirmière sur la thématique sexuelle.
(14.00 euros, 136 p.)
ISBN : 978-2-343-04884-0, ISBN EBOOK : 978-2-336-36463-6

NOUVELLES (LES) FIGURES DU PATIENT
Pour une autre philosophie
Tanti-Hardouin Nicolas - Préface de Jean-Robert Harlé
De la figure emblématique de l'*homo medicus* chère aux économistes de la santé, aux malades en fin de vie en soins palliatifs, en passant par les malades mentaux, la figure du patient s'est nettement transformée sous les aspirations de multiples secteurs du monde biomédical, de la santé publique et de la société elle-même. Les mutations sociales impactent fortement les mondes du soin, le regard et les représentations qu'on a du patient et la pratique clinique elle-même.
(Coll. Éthique et pratique médicales, 18.00 euros, 184 p.)
ISBN : 978-2-343-04760-7, ISBN EBOOK : 978-2-336-36427-8

STATIQUE (LA) ET SES SECRETS À L'USAGE DES OSTÉOPATHES
Bertora René
Cet ouvrage offre un regard unique et original sur la statique vertébrale et permet d'effectuer un diagnostic vrai sur tous ses déséquilibres (hernies discales, gonalgies chroniques, lumbagos, ...) Il s'agit d'une méthode exclusive qui parle de points fixes, de points mobiles, de bras de leviers; d'autant de principes mécaniques qui existent sur terre dont le corps humain est le représentant. La compréhension des principes énoncés peut servir de référence à toute thérapeutique axée sur l'harmonie et l'équilibre du corps. (Nombreux schémas et illustrations en couleur.)
(20.00 euros, 168 p., Quadrichromie)
ISBN : 978-2-343-04735-5, ISBN EBOOK : 978-2-336-36300-4

« AGATHE EST DANS LES FLEURS »
Accompagner et soutenir les parents et leurs familles dans le deuil périnatal
Lavroff-Teissiere Erika
À travers une perspective d'espoir et de réelle solidarité, ce livre nous convie à partager avec respect et dignité l'intimité du deuil de parents, ainsi que l'accompagnement humain de professionnels de santé, autour de la mort d'un enfant. Plus qu'un manuel de psychologie, cet ouvrage cherche à rendre hommage à ces enfants décédés et à leurs parents, ainsi qu'à faire reconnaître aux familles et à la société la réalité de cette douleur si profonde de la perte d'un enfant.
(19.00 euros, 196 p.)
ISBN : 978-2-343-04253-4, ISBN EBOOK : 978-2-336-36355-4

TÊTE (LA) EN DÉSORDRE
L'exposition prénatale à l'alcool
Dartiguenave Catherine, Toutain Stéphanie
Comment accueillir un enfant porteur de troubles liés à une alcoolisation pendant la grossesse ? Quatre familles racontent leur histoire : elles ont dû faire preuve de trésors d'inventivité et ont dû puiser dans leurs ressources intérieures tout en recherchant de l'aide, pour relever ce défi. Un dernier chapitre, davantage théorique, s'adresse plus particulièrement aux professionnels de l'enfance qui souhaitent approfondir leurs connaissances sur le sujet.
(25.00 euros, 240 p.)
ISBN : 978-2-343-04792-8, ISBN EBOOK : 978-2-336-36409-4

QUESTIONS DE MIGRATIONS ET DE SANTÉ EN AFRIQUE SUBSAHARIENNE
Sous la direction d'Yves Charbit et Teiko Mishima
Des experts français et japonais, spécialistes des migrations internationales ou de la santé en Afrique subsaharienne, se sont réunis en 2014 à Osaka pour faire le bilan de leurs recherches. Ils y associent en particulier démographie, épidémiologie, anthropologie, géographie, droit et science politique. Si leurs recherches convergent, les spécificités des contextes mettent en évidence la nécessité de contextualiser les analyses des comportements des individus migrants.
(Coll. Populations, 25.00 euros, 242 p.)
ISBN : 978-2-343-04674-7, ISBN EBOOK : 978-2-336-36344-8

ÉCRITS ÉPISTÉMOLOGIQUES SUR L'ANATOMIE DU XVIe AU XIXe SIÈCLE
Gros Gilles
Partant de l'héritage anatomique de l'Antiquité et du Moyen Âge, l'auteur nous invite à découvrir l'effervescence épistémologique dont l'anatomie fut l'objet du XVIe au XIXe siècle, accédant ainsi à un statut de science souveraine. Il nous révèle combien l'anatomie a marqué de son influence toutes les sphères de la connaissance et des arts, marquant de son sceau la civilisation occidentale.
(Coll. Acteurs de la Science, 35.00 euros, 344 p.)
ISBN : 978-2-343-05094-2, ISBN EBOOK : 978-2-336-36435-3

MONDE (LE) DES MICROBES
Fascinant, redoutable, rebelle
Eben-Moussi Emmanuel
Cet ouvrage retrace l'histoire de la découverte des microbes et de certaines maladies infectieuses. Puis, l'auteur questionne les Sociétés du Vivant et en particulier l'Homme dans la cogestion de son environnement et donc ses comportements à cet égard. Il analyse les difficultés de la lutte contre les différents visages du péril infectieux. Voici l'étude d'un monde fascinant, redoutable et rebelle, trop souvent réduit à une des plus grandes peurs de l'Humanité.
(24.50 euros, 248 p.)
ISBN : 978-2-343-04560-3, ISBN EBOOK : 978-2-336-36223-6

CARACTÉRISTIQUES DENTO-CRÂNIO-FACIALES DES HOMININÉS
Combes Fruitet Elsa
Ce livre décrit les caractéristiques crâniennes, faciales et dentaires des Homininés jusqu'à Homo Sapiens, en soumettant des hypothèses d'évolution en fonction du climat, de l'alimentation ou encore de l'apparition de la culture et établit des comparaisons entre différents Homininés. L'auteur, chirurgien-dentiste, crée une corrélation entre l'héritage de certains caractères ancestraux et la pratique clinique de l'odontologie.
(Coll. Médecine à travers les siècles, 11.50 euros, 94 p., Illustré en noir et blanc)
ISBN : 978-2-343-04532-0, ISBN EBOOK : 978-2-336-36056-0

À L'ÉPREUVE DU HANDICAP, NOUVEAU REGARD SUR LA VIE
Témoignage
Rebillard Cécile
« J'ai beaucoup mûri en plus de devenir plus responsable. Je vois les choses autrement. » (...) « Accepter la maladie et le handicap a reprogrammé mon cerveau à voir la réalité en face. » Ces réflexions de l'auteur, au fil du récit, sont troublantes tant elles mêlent le sentiment intime au collectif. Comme dans *Numéro 9* (L'Harmattan, 2013) et par-delà le quotidien peu ordinaire de son enfant, Cécile Rebillard lève le voile sur le tabou qui existe encore de nos jours à propos du handicap.
(Coll. Récits de vie, série Santé et Maladie, 14.50 euros, 138 p.)
ISBN : 978-2-343-04455-2, ISBN EBOOK : 978-2-336-36074-4

MORT (LA) DANS L'ÂME
Le travail du Tré-Pas en Soins Palliatifs
Quitaud Gérald - Préface Roland Gori
Accompagner la fin de vie ne se résume pas à proposer aux sujets une escorte médicale exemplaire et compétente. Dans la promiscuité de la mort et la vieillesse rien ne peut se substituer à une certaine éthique de la rencontre pour tenter de résorber l'écart existant entre la conscience des mourants et celle des survivants. Ainsi, cette nouvelle approche de relation d'aide se propose de recourir au processus du « Très-pas ». Le but est de repérer dans l'expérience trois pas distincts et associés, permettant à certains d'accomplir leurs vies et à d'autres de se rassembler autour de ce rite initiatique.
(Coll. La gérontologie en actes, 23.00 euros, 228 p.)
ISBN : 978-2-343-03245-0, ISBN EBOOK : 978-2-336-36012-6

GUIDE DES SIGLES ET AUTRES ACRONYMES

Giroux Laurent

Les sigles, notamment dans le secteur social et médico-social, initialement fait pour faciliter la compréhension, la compliquent aujourd'hui, de par leur très grand nombre. Afin de faciliter la tâche des étudiants, des salariés des établissements et services sociaux, des bénévoles des associations, des élus, du personnel des administrations du service public et du public en général, ce guide rassemble plus de 6100 sigles.

(Coll. Défis, 20.00 euros, 278 p.)

ISBN : 978-2-343-04682-2, ISBN EBOOK : 978-2-336-36158-1

MAL DE MÈRE ET MAUX D'ENFANTS

Robert Jacques - Préface d'Olivier Revol

S'appuyant sur quarante ans d'expériences cliniques, Jacques Robert, pédiatre, décortique ici les maladies les plus fréquentes du petit enfant. Son but est d'accompagner les mères pour une prise en charge de l'enfant, quand celui-ci n'est pas comme d'habitude : - Pourquoi mon bébé pleure-t-il ? - L'éruption dentaire est-elle responsable de pathologie ? Faut-il diversifier précocement l'alimentation ? Que faire avant de consulter le médecin si mon enfant tousse, a de la fièvre, mal au ventre... ?

(Coll. Éthique et pratique médicales, 17.00 euros, 172 p.)

ISBN : 978-2-343-04066-0, ISBN EBOOK : 978-2-336-35927-4

LOI ET ADDICTION

Quand l'addiction impose sa loi, quelle loi pour l'addiction ?

Christian Colbeaux (dir.)

La stigmatisation des substances psychotropes n'empêche pas l'industrie d'abreuver nos concitoyens de benzodiazépines, toutes aussi addictives. La loi républicaine serait-elle clivée ? Les lois édictées de par le monde font la fortune de mafias qui menacent la démocratie. Quelle législation pour l'addiction ? Le langage instaure l'être parlant comme sujet au désir, dont la satisfaction ne peut être qu'interdite. Donc manquée, assurant ainsi la pérennité de la quête de jouissance. L'addiction déroge-t-elle à la loi symbolique ?

(16.50 euros, 164 p.)

ISBN : 978-2-343-04295-4, ISBN EBOOK : 978-2-336-35783-6

L'HARMATTAN ITALIA
Via Degli Artisti 15; 10124 Torino

L'HARMATTAN HONGRIE
Könyvesbolt ; Kossuth L. u. 14-16
1053 Budapest

L'HARMATTAN KINSHASA
185, avenue Nyangwe
Commune de Lingwala
Kinshasa, R.D. Congo
(00243) 998697603 ou (00243) 999229662

L'HARMATTAN CONGO
67, av. E. P. Lumumba
Bât. – Congo Pharmacie (Bib. Nat.)
BP2874 Brazzaville
harmattan.congo@yahoo.fr

L'HARMATTAN GUINÉE
Almamya Rue KA 028, en face
du restaurant Le Cèdre
OKB agency BP 3470 Conakry
(00224) 657 20 85 08 / 664 28 91 96
harmattanguinee@yahoo.fr

L'HARMATTAN MALI
Rue 73, Porte 536, Niamakoro,
Cité Unicef, Bamako
Tél. 00 (223) 20205724 / +(223) 76378082
poudiougopaul@yahoo.fr
pp.harmattan@gmail.com

L'HARMATTAN CAMEROUN
BP 11486
Face à la SNI, immeuble Don Bosco
Yaoundé
(00237) 99 76 61 66
harmattancam@yahoo.fr

L'HARMATTAN CÔTE D'IVOIRE
Résidence Karl / cité des arts
Abidjan-Cocody 03 BP 1588 Abidjan 03
(00225) 05 77 87 31
etien_nda@yahoo.fr

L'HARMATTAN BURKINA
Penou Achille Some
Ouagadougou
(+226) 70 26 88 27

L'HARMATTAN SÉNÉGAL
10 VDN en face Mermoz, après le pont de Fann
BP 45034 Dakar Fann
33 825 98 58 / 33 860 9858
senharmattan@gmail.com / senlibraire@gmail.com
www.harmattansenegal.com

L'HARMATTAN BÉNIN
ISOR-BENIN
01 BP 359 COTONOU-RP
Quartier Gbèdjromèdé,
Rue Agbélenco, Lot 1247 I
Tél : 00 229 21 32 53 79
christian_dablaka123@yahoo.fr

Achevé d'imprimer par Corlet Numérique - 14110 Condé-sur-Noireau
N° d'Imprimeur : 116872 - Dépôt légal : mars 2015 - *Imprimé en France*

www.ingramcontent.com/pod-product-compliance
Lightning Source LLC
LaVergne TN
LVHW011304061026
849535LV00005B/1393
* 9 7 8 2 3 4 3 0 6 0 1 2 5 *